Martin Baxendale

Perfekter Sex

Eine Gebrauchsanweisung

Eichborn.

ACHTUNG!
Die erotischen Hinweise in diesem Buch wurden von führenden Flensburger Medizin- und Orthopädiestudenten (Abt. Legastehniker, 1. und letztes Semesterchen) erdacht und bißchen überprüft. Selbst die haben noch paar Gefahrenstell(ung)en gefunden, so daß wir empfehlen, im Ernstfall noch 'n anderes Buch zu konsolutionieren.

Der Verlag

Dieses Buch wurde gefühlsmäßig überwiegend eher in der älteren Rechtschreibung übersetzt.

FÜR JUGENDLICHE UNTER 35 JAHREN NICHT GEEIGNET!

Die Deutsche Bibliothek – CIP-Einheitsaufnahme

Baxendale, Martin:
Perfekter Sex : eine Gebrauchsanleitung / Martin Baxendale. – Frankfurt am Main : Eichborn, 2002
ISBN 3-8218-3580-X

Lektorat und Übersetzung: Dr. phil. Oliver Thomas Domzalski
Umschlaggestaltung: Christiane Hahn unter Verwendung einer Zeichnung von Martin Baxendale
Gesamtproduktion: Fuldaer Verlagsanstalt, Fulda
ISBN 3-8218-3580-X

Verlagsverzeichnis schickt gern:
Eichborn Verlag AG, Kaiserstr. 66, 60329 Frankfurt
http://www.eichborn.de

Vorbemerkung

Die Tipps und Ratschläge dieses Buchs habe ich allesamt selbst ausprobiert. Sie haben meinem Sexualleben den entscheidenden Kick gegeben. Ich wünsche Ihnen, liebe Leserin und lieber Leser, daß Sie später einmal dasselbe von sich sagen können.

IHR MARTIN »SUPER-HENGST« BAXENDALE

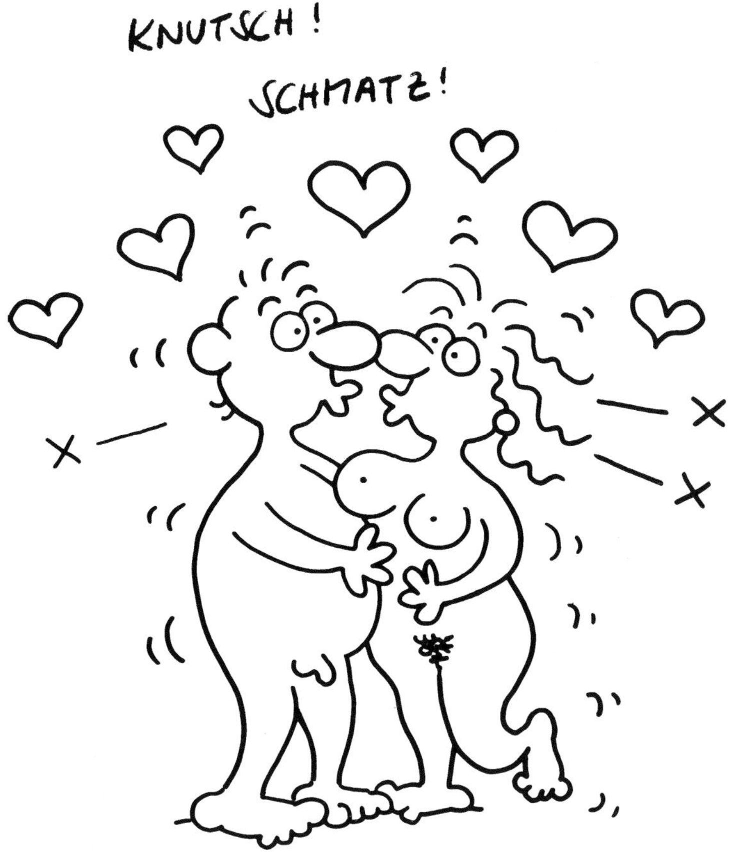

(Fanpost sowie Dankes- und Liebesbriefe bitte bis auf weiteres an folgende Adresse:
Martin Baxendale
Staatliches Zentrum zur Behandlung von Perversionen und bizarren Sexualpraktiken
Geschlossene Abteilung
99326 Geilsdorf)

P.S. Hier spricht Frau Baxendale. Ich habe keine Ahnung, mit wem Martin all diese Praktiken ausprobiert hat. Ich habe damit jedenfalls nichts zu tun und werde umgehend die Scheidung einreichen. (Na ja – der Sex im Stadtpark, als wir die Osterhasen-Kostüme anhatten und nichts drunter, der war nicht schlecht ...)

Harry Popper und der Stein der Weisen: Die Suche nach dem G-Punkt

Vorspiel

Die meisten Männchen haben mittlerweile davon gehört: Weibchen brauchen ein langes und abwechslungsreiches Vorspiel, um richtig auf Touren zu kommen.
Leider erkennen die Männchen in der Regel nicht den vollen Reiz dieser Prozedur. Im Klartext: Sie geht ihnen komplett am Arsch vorbei, und sie finden das Vorspiel eine Form der Zeitverschwendung, die etwa so prickelnd ist wie im Fernsehen Rhönrad-Turnen kucken.

Ich empfehle deshalb die weitgehende Rationalisierung und Automatisierung dieses lästigen Vorgangs (vgl. Abbildung gegenüber)

Batteriebetriebene Zungenverlängerung

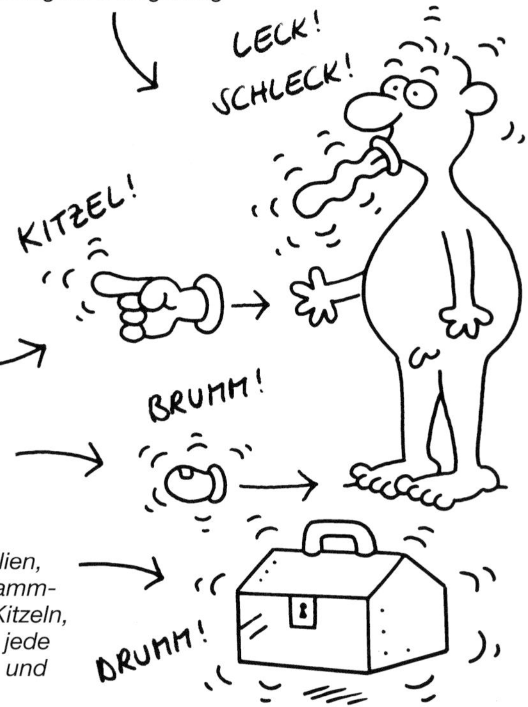

Vorspiel-Handschuh aus Gummi mit vibrierendem Zeigefinger-Modul

Batteriebetriebene Zehenverlängerung mit Vibrationsmodus

Sex-Starter-Kit mit allen Vorspiel-Utensilien, darunter eine gut sortierte Vibratoren-Sammlung sowie weiteres Sexspielzeug zum Kitzeln, Kneifen, Rumspielen und Saugen. Dazu jede Menge 18-Stunden-Marathon-Batterien und potente Notakkus zum Aufladen.

Der G-Punkt des Weibchens

Wenn das Männchen sich während des Vorspiels so langweilt, daß es einzuschlafen droht (ein höchst seltenes Phänomen, das in maximal 98,7% aller Paarbeziehungen regelmäßig auftritt), kann es sich schon mal auf die Suche nach dem berühmten G-Punkt des Weibchens begeben. Einmal gefunden, ist er ein Quell nicht enden wollender sexueller Freuden für seine Besitzerin. (Manche behaupten allerdings, es handle sich beim G-Punkt – ähnlich wie etwa beim Heiligen Gral oder dem höflichen Audi-Fahrer – um einen Mythos, der von den Verlegern gynäkologischer Bildatlanten und den Herstellern medizinischer Stablampen in die Welt gesetzt worden ist).

Ich habe Frau Baxendales G-Punkt übrigens eines Abends hinter einem Sofakissen entdeckt – ganz verschüchtert und ein wenig lichtscheu, aber ansonsten wohlauf.

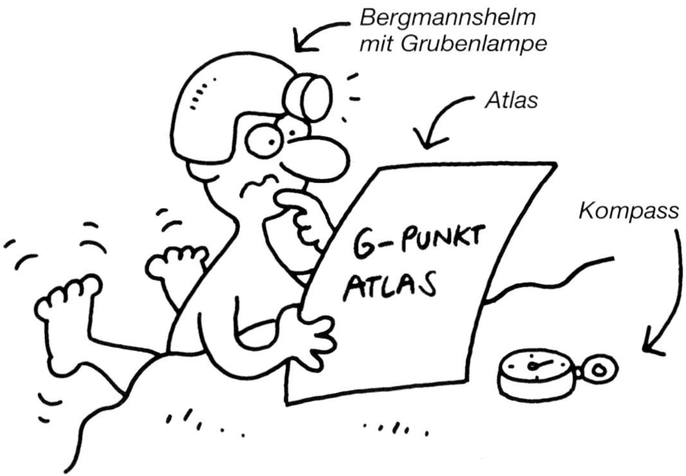

Der G-Punkt des Männchens

Der Verlag hat sich freundlicherweise bereiterklärt, ein Preisausschreiben zu veranstalten: Einen Einkaufsgutschein für Sexspielzeug im Wert von € 0.50 erhält das erste Weibchen, das uns die genaue Lage des bisher unentdeckten männlichen G-Punkts mitteilt.

Um die Suche zu erleichtern, fragen Sie sich zunächst selbst: Liegt der G-Punkt des Männchens ...

a) ... oberhalb des Bauchnabels?
b) ... oberhalb der Nasenwurzel?
c) ... gleich hinter dem linken Hoden rechts?

Wir wünschen allen Weibchen eine erfolgreiche Suche – suchen Sie gründlich, lange und mit zarten Fingen und sanften Händen. Suchen Sie bei allen Männchen, die Sie treffen. Suchen Sie!
Aaaaaaaaaaaaaahhh ... jaaaaaaaa ... sooooooooooooo!!!

Harry Popper und die Kammer des Schreckens: Das Schlafzimmer als Abenteuerspielplatz

Verabschieden Sie sich endlich von den alten Gewohnheiten und verwandeln Sie Ihr Schlafzimmer in eine echte Sex-Höhle! Raus mit dem Wasserbett! Weg mit der Kamasutra-Bibliothek! In den Gelben Sack mit den Latexklamotten! Probieren Sie doch mal was wirklich Neues aus, Sie Langweiler-Paar! Noch nie was von der prickelnden Missionarsstellung gehört? Schon mal die sagenumwobene Rein-raus-in-1-Minute-fertig-Nummer ausprobiert?

Falls Sie das auch schon durch haben – hier ein paar Tipps für ganz neue Stellungen und Techniken:

Trampeltier (M + W)

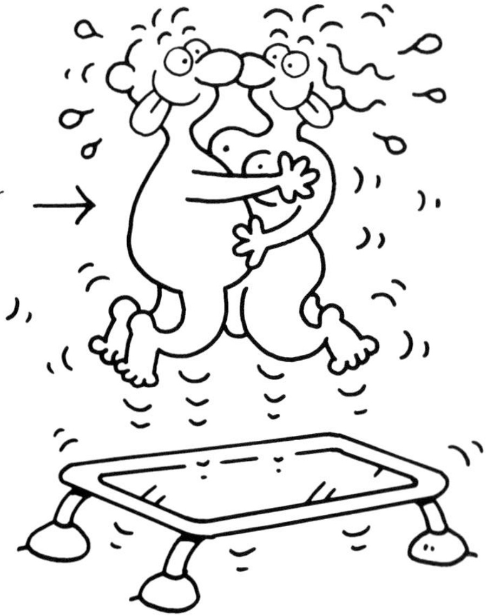

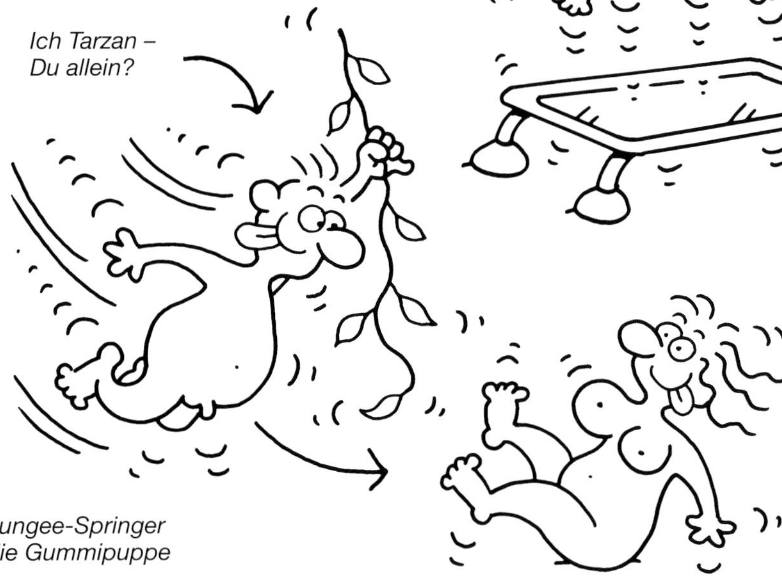

Ich Tarzan – Du allein?

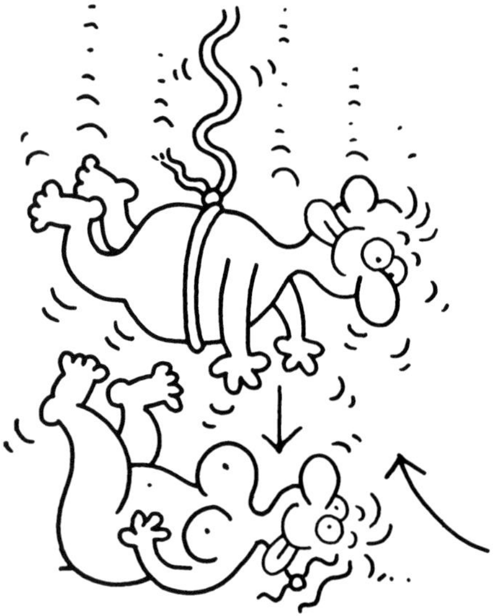

Der Bungee-Springer und die Gummipuppe

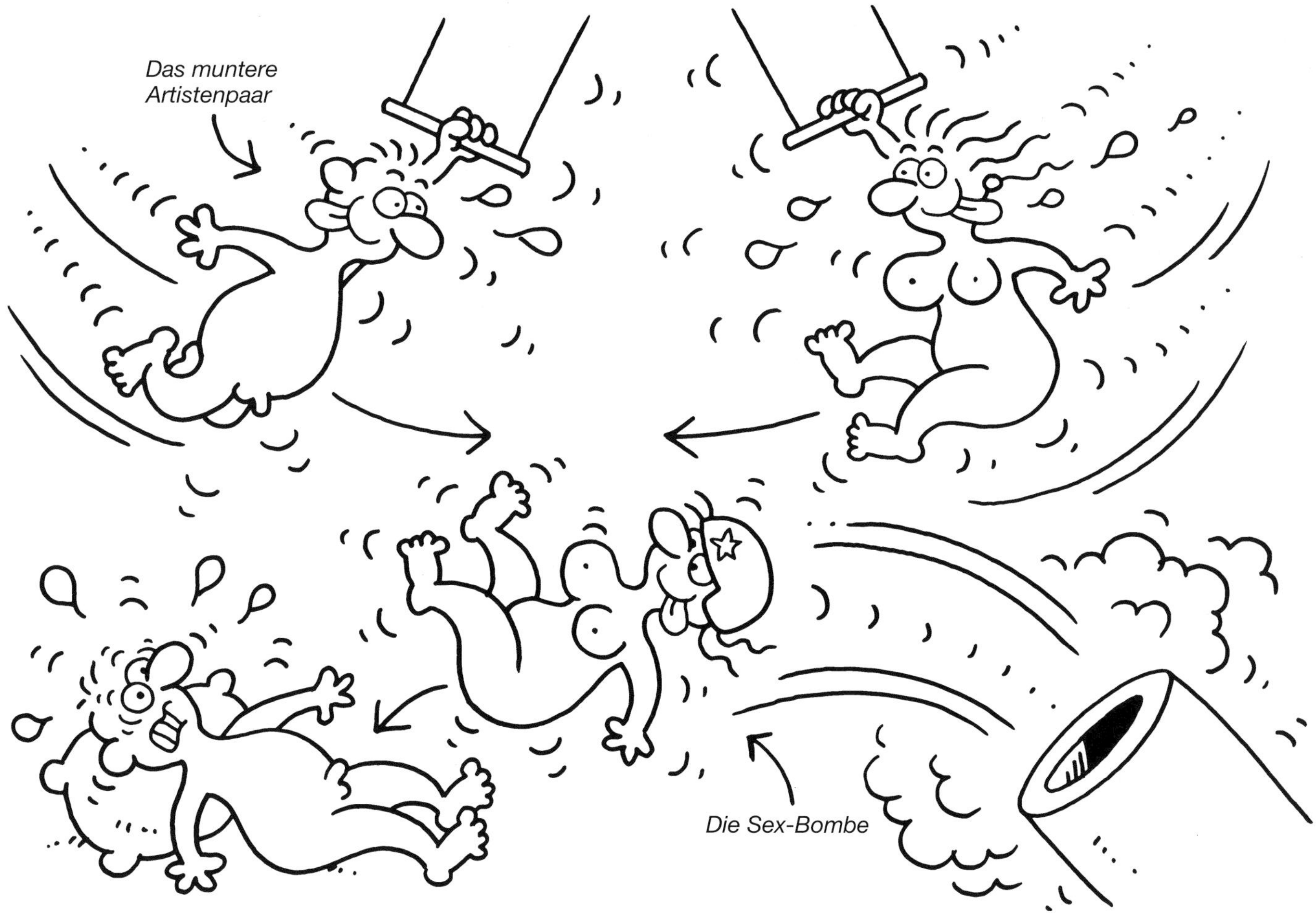
Das muntere
Artistenpaar
Die Sex-Bombe

Kulinarische Spielchen mit Sprühsahne und Nougatcreme

Sie haben damals »9 ½ Wochen« gesehen? Sie haben neidisch verfolgt, wie pragmatisch Mickey Rourke sich aus der Affäre zog, als seine Kücheneinrichtung nicht geliefert wurde, indem er Kim Basinger als Küchentisch und Probierbrettchen benutzte? Nun, wieso bestreichen Sie Ihr Weibchen bzw. Männchen nicht auch einmal mit allem, was Sie gerne naschen und schlecken?

Unter uns: Das ist nicht nur sehr erotisch, sondern auch die ideale Lösung, wenn Sie gleichzeitig spitz wie Nachbars Lumpi und hungrig wie ein Wolf sind. Und wenn Sie gerade auf Diät sind, ist dies die ideale Möglichkeit zum Selbstbetrug: Wer wollte Ihnen schon einen Vorwuf machen, wenn Sie für einen guten Zweck kiloweise Nutella und Erdnußbutter von Ihrem bzw. Ihrer Liebsten entfernen?

Ein wenig vorsichtig sollten Sie übrigens mit Substanzen sein, die Sie gerne als warme Mahlzeit genießen – brühheiße Linsensuppe mit Knacker auf dem Bauch ist nicht jedermanns Sache.

Geheimtipp: Extrascharfe Chili-Sauce verwandelt Ihren Sexualpartner garantiert in eine Rakete. Die Frage ist nur, wann er oder sie wieder aus der Umlaufbahn zurückkehrt – und ob er wieder bei Ihnen landet.

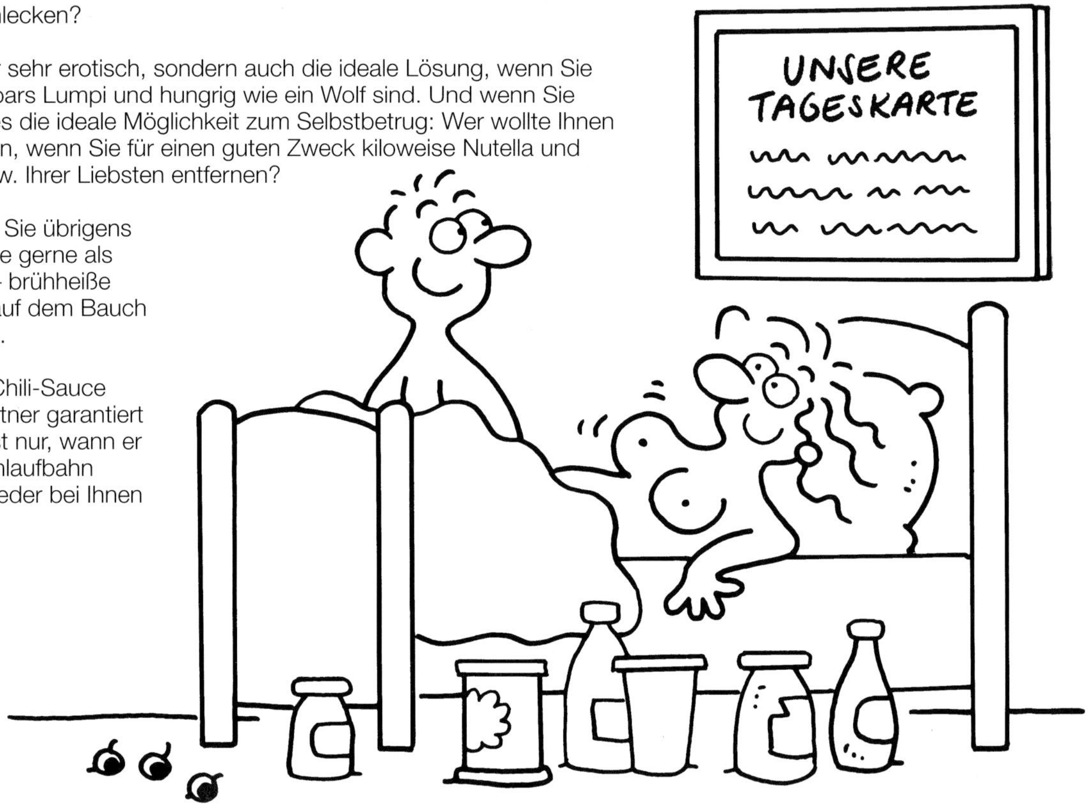

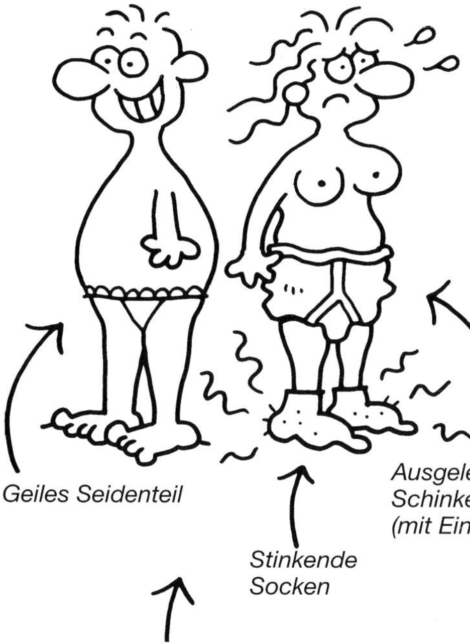

Cross-Dressing

Geben Sie's zu: Bisher kennen Sie das nur aus der Umkleidekabine des Sportvereins oder vom Pfänderspiel beim Kindergeburtstag, wenn Sie versehentlich fremde Unterwäsche anziehen. Jetzt sollen Sie es absichtlich tun. Die Männchen sollen die Weibchen-Dessous tragen und umgekehrt. Das ist prickelnd. Und dufte. Und manchmal duftet es auch.

Ich persönlich bin mittlerweile ganz vernarrt in Frau Baxendales Slips und Strapse. Komischerweise klappt das umgekehrt immer noch nicht so ...

Fesselspiele für Weicheier

Wenn Sie eher zu den zaghaften Naturen gehören, die »Derrick« nur mit dem Sofakissen vor den Augen ertragen, weil die Bösen da immer so fies brutal festgehalten werden, und die vor Schreck anfangen zu weinen, wenn hinter ihnen eine Tüte Mehl umfällt, dann machen Ihnen die üblichen Bondage-Spiele sicherlich Angst. Aber Sie müssen nicht darauf verzichten – mit unseren Tipps für die Light-Version des Erziehungs-Sex.

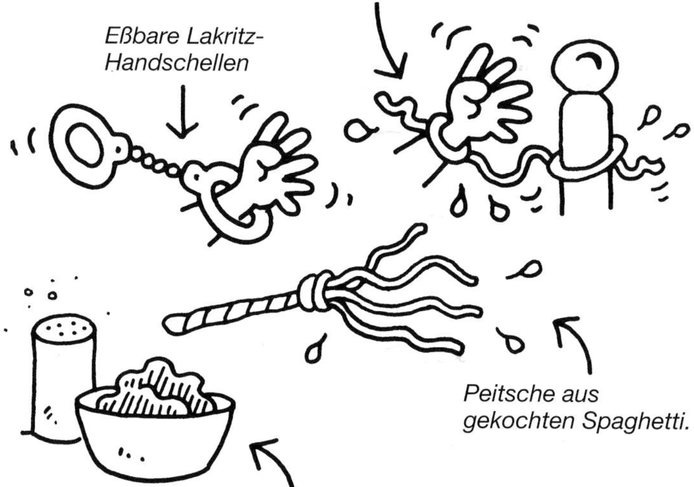

Verkleidungsspielchen

Eine sexy Uniform ist ein perfektes Mittel, um Ihr Männchen bzw. Weibchen so richtig scharf zu machen – vorausgesetzt, Sie wählen die richtige …

✓ Richtig

Dauergeile Krankenschwester

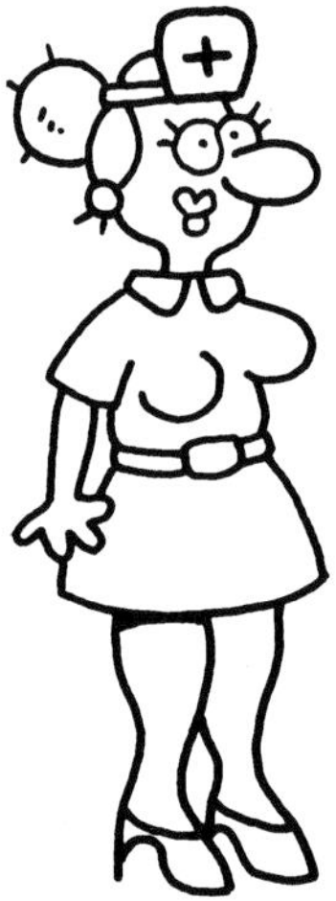

✓ Richtig

Flotter Seekadett

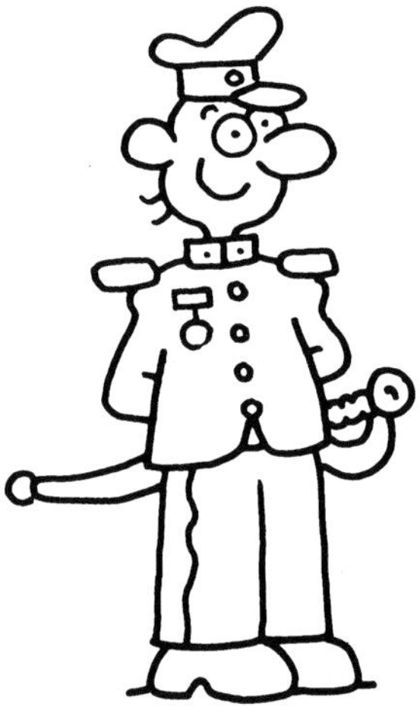

✓ Richtig

Blutjunges französisches Hausmädchen

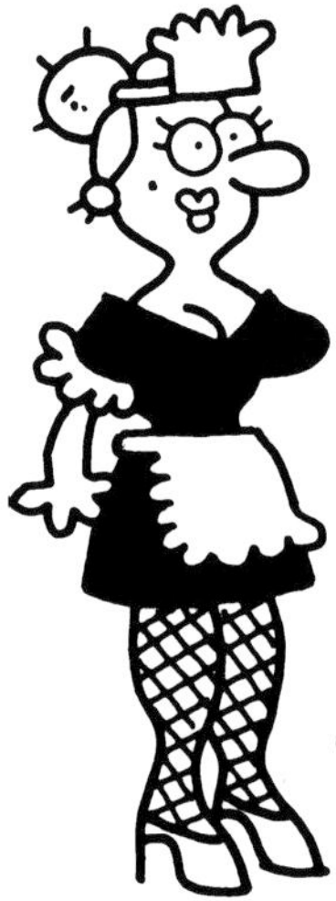

✗ Falsch

Alleinstehender Zoowärter kurz vor der Frührente

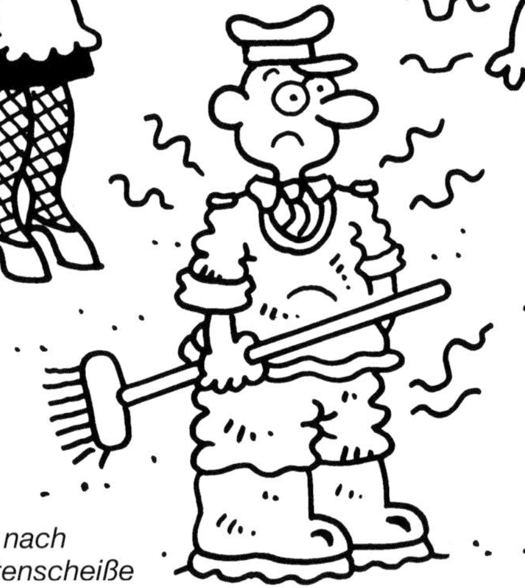

Riecht nach Elefantenscheiße

✗ Falsch

Frustrierter 62jähriger Currywurstbuden-Betreiber

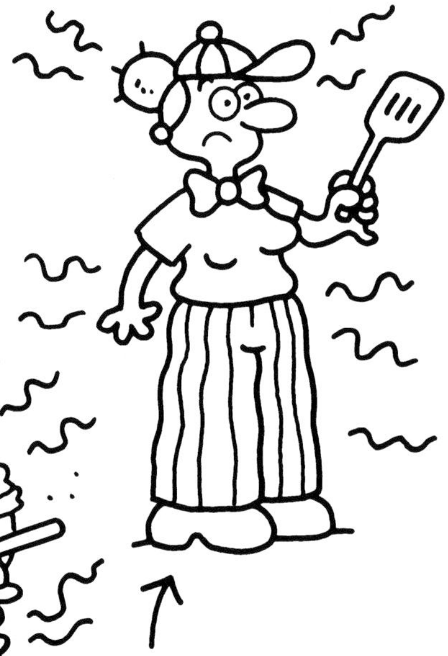

Riecht nach altem Fett

Erotische Tänze

Ein langsamer, verführerischer Strip oder andere anmachende Tanzbewegungen können eine völlig neue Note in Ihr Sexualleben bringen. Warum probieren Sie es nicht einmal aus? Es ist, als hätte plötzlich jemand ein Fenster aufgerissen ...

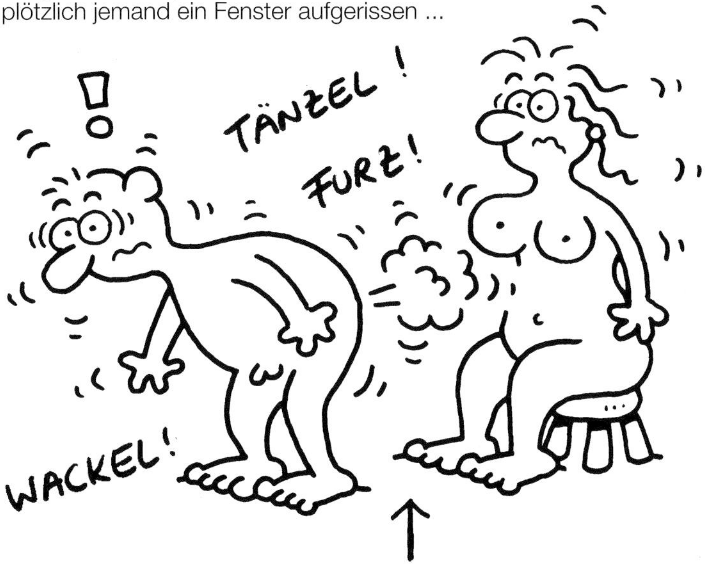

Das Männchen sollte während der dramatischen Schlußsequenz seines Balztanzes entgegen seinen üblichen Gewohnheiten (Disco, Ehebett etc.) keinesfalls dem allgegenwärtigen Drang nachgeben, einen Wind fahren zu lassen. Vom Verzehr von Hülsenfrüchten an den Tagen vor der Verführungszeremonie wird dringend abgeraten. Merke: Manche Weibchen reagieren verstimmt auf Flatulenzen.

Tantra-Sex

Der absolute O-be-ham-me!!! Diese New-Age-Technik, die auf autogenem Training, buddhistischen Yoga-Übungen und viagrischen Bet(t)ritualen basiert, versetzt das Männchen in die Lage, über Stunden und Tage ohne vor- oder auch nur rechtzeitigen Samenerguß durchzuhalten.

Nachteil: Das Männchen verpaßt während eines einzigen Liebesakts möglicherweise eine ganze Fußball-Weltmeisterschaft. Und das Weibchen, das darum gebeten hatte, es wenigstens *einmal* länger als 90 Sekunden dauern zu lassen, fühlt sich möglicherweise mißverstanden. (»Hab ich lange geschlafen, Schatzi? – Waaaaaaas?!? *Wie* spät ist es?!? Ich muß ins Büro!«)

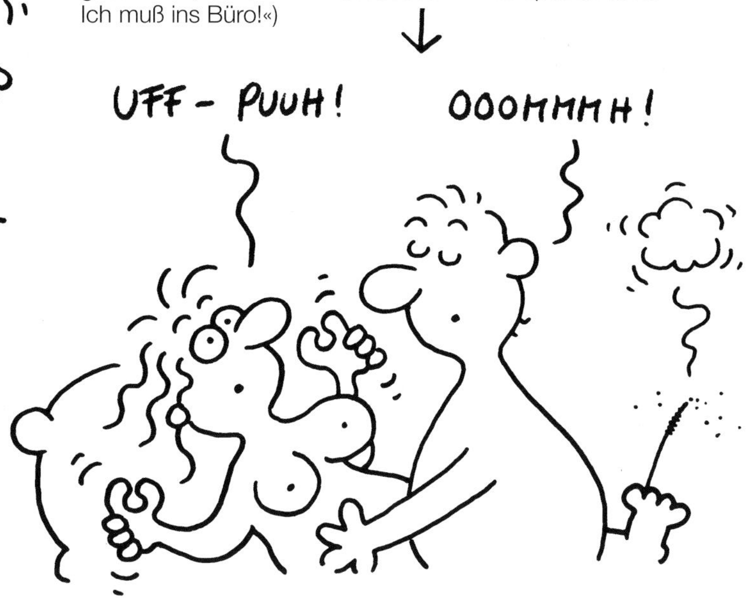

Flotter Dreier

Eigentlich eine anregende Angelegenheit – zu schade, daß das Weibchen darunter stets etwas anderes versteht als das Männchen …

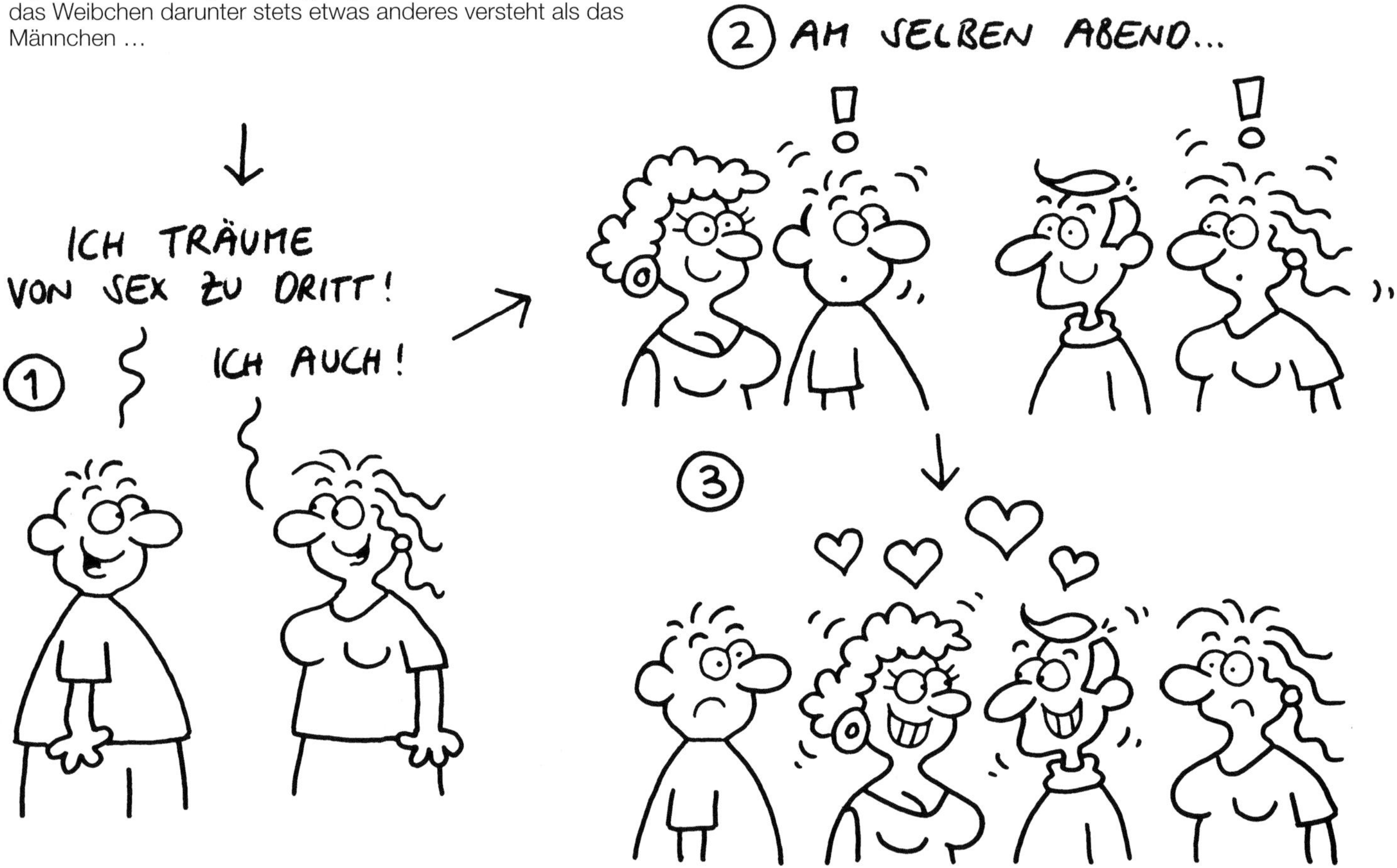

1
ICH TRÄUME VON SEX ZU DRITT!
ICH AUCH!
2 AM SELBEN ABEND...
!
!
3

Ein flotter Dreier birgt diverse Risiken:

1. Mißverständnisse (Männchen: »Ich meinte Sex mit 3 Frauen ...« – Weibchen: »Ich meinte Sex mit einem richtigen Mann ...«)
2. Emotionen (Danach ist in der Regel einer der Partner neu verliebt und der andere eifersüchtig.)
3. Gesundheit (Es drohen sowohl Ansteckung als auch Steckenbleiben)

Deshalb hier der ultimative Vorschlag für Safer Sex zu dritt:

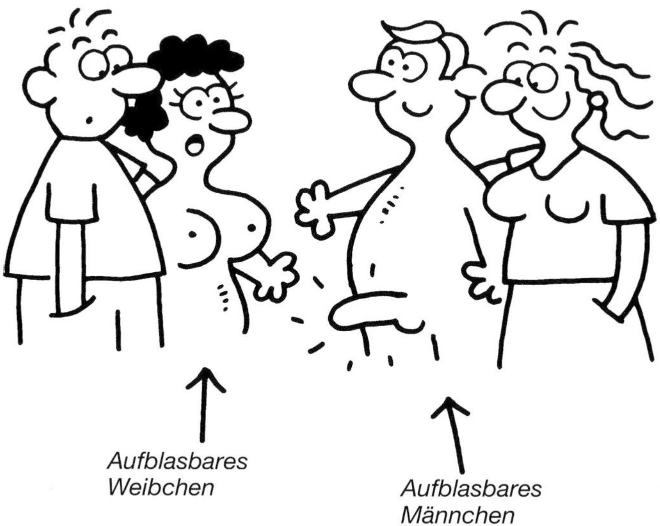

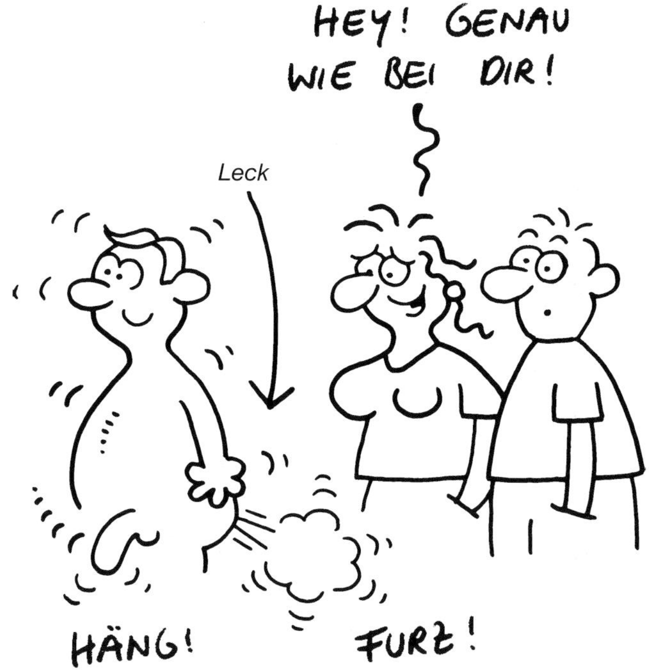

Harry Popper und die Gefangene von Astrachan: Wilde Sex-Spiele an jedem Ort

Sex in der Badewanne

Heiße Wasserspiele gelten als ideale Möglichkeit, Erotik in entspannter Atmosphäre zu genießen. Aromaöle, Duftkerzen und sphärische Musik schaffen schon nach wenigen Stunden eine Atmosphäre wie in 1001 ... Kaulquappenteichen.

Wichtig für das Männchen ist es, seinen Stöpsel vor lauter Blasen und Schaum nicht versehentlich in die falsche Öffnung zu stecken – der herbeigerufene Klempner könnte einen merkwürdigen Eindruck von Ihnen bekommen, wenn er Sie aus dem Ausguß freiploppen muß.

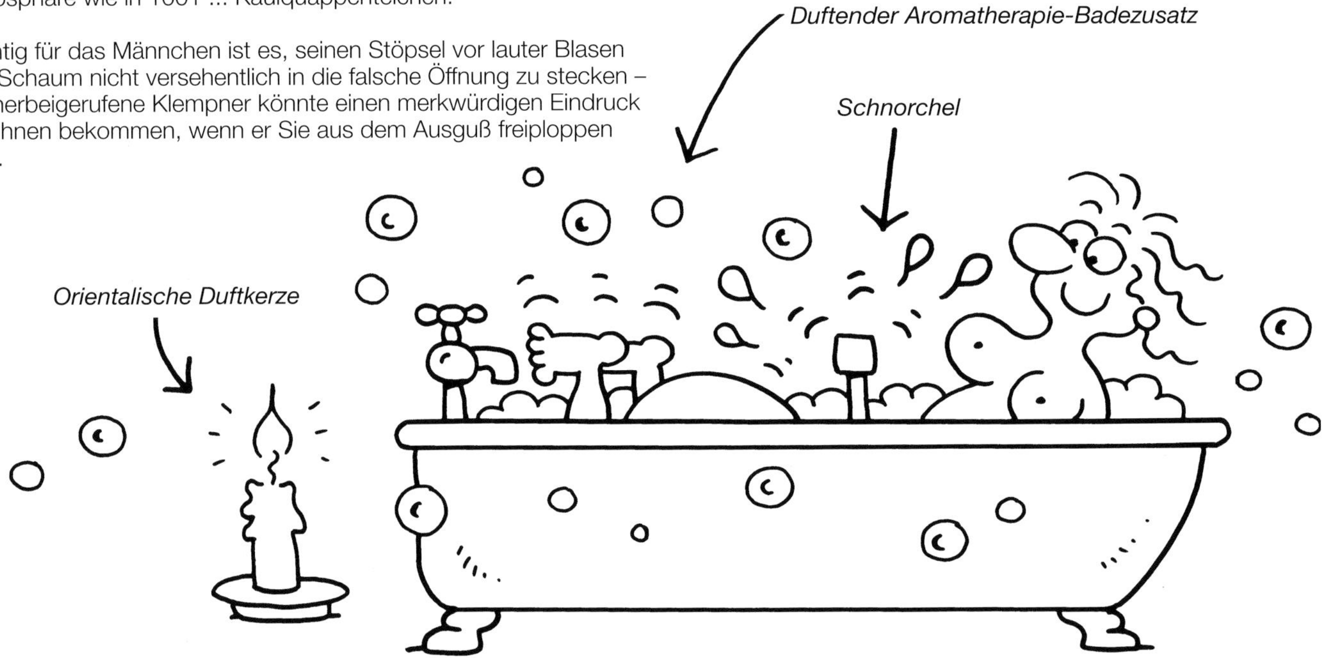

Sex im Garten

Sex im Freien ist ein phantastisches Erlebnis, das jede Partnerschaft wieder auf Trab bringt. In der freien Natur ist es in der Regel kein Problem, ein stilles Plätzchen zu finden, wo einen niemand sieht. Es gibt Tausende unbeobachteter Ameisenhaufen da draußen, und die ganz privaten Schotterstrände mit spitzen Steinen finden Sie auch ganz leicht.

Was aber, wenn die Lust auf einen Draußen-Quickie Sie daheim überfällt? Wenn es Sie unwiderstehlich in Ihren handtuchgroßen Vorgarten zieht? Das einzige, was Sie jetzt stören könnte, sind die neugierigen Blicke indiskreter Nachbarn.

Deshalb habe ich für Sie die folgende Tarnung entwickelt: Verkleiden Sie sich als geile Gartenzwerge. Sobald ein Nachbar herüberschaut, verharren Sie einfach in der aktuellen Position (zusätzlicher Kick!), bis der Störenfried weitergeht.

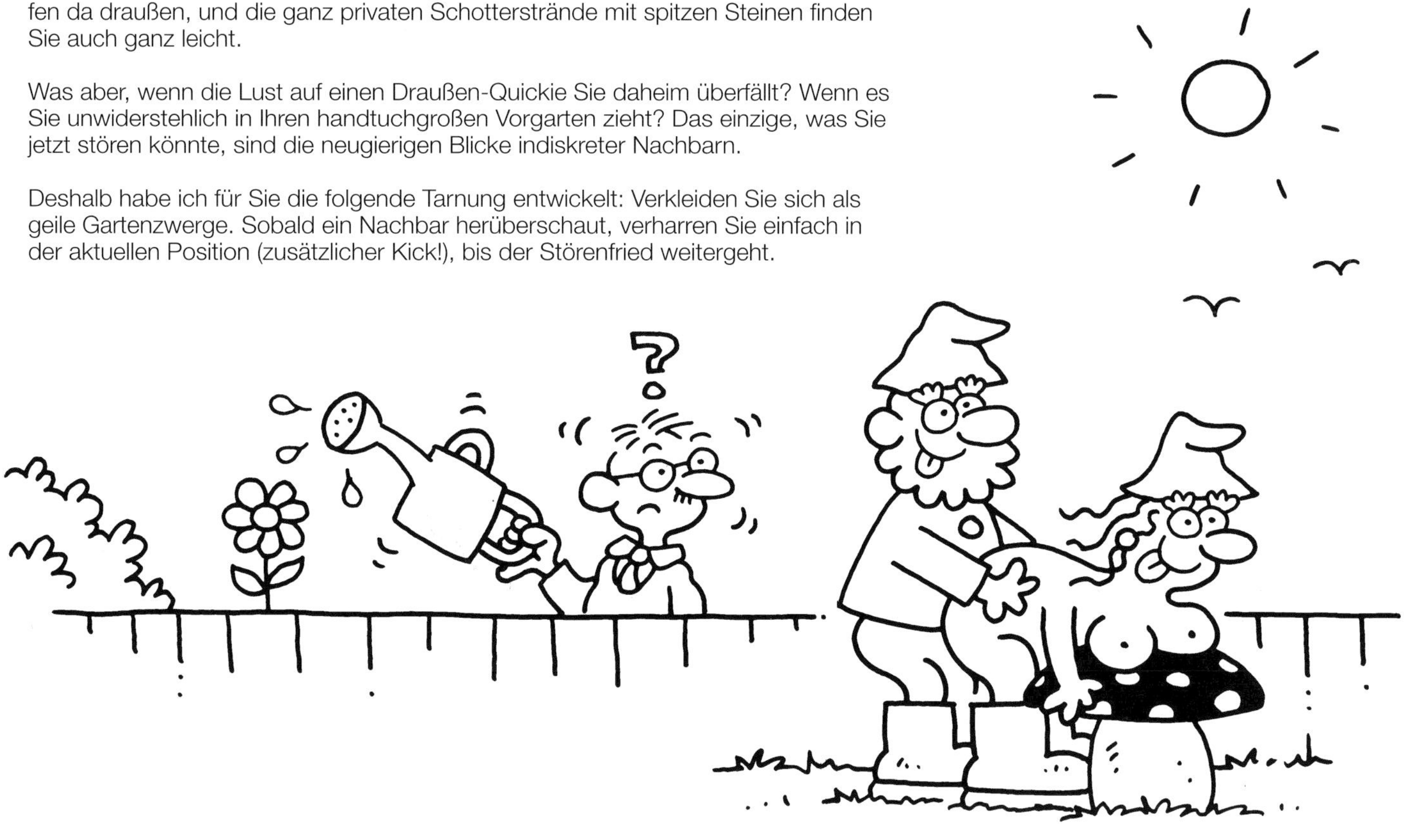

Sex im Stadtpark

Sex im Freien, jenseits Ihres Gartenzauns, ist noch vielfach aufregender, weil Sie nicht nur von Ihren Nachbarn, sondern von jedermann erwischt werden können – von Ihrem kirchlichen Amtsbruder, von Ihrem wissenschaftlichen Doktorvater oder von Ihrer wissensdurstigen Schwiegermutter.
Wenn Sie aber von letzterer – oder einer ihrer zahllosen Kaffeeklatsch-Freundinnen – doch lieber nicht erwischt werden wollen, empfehlen wir die Tarnmethode A-Hörnchen und B-Hörnchen.

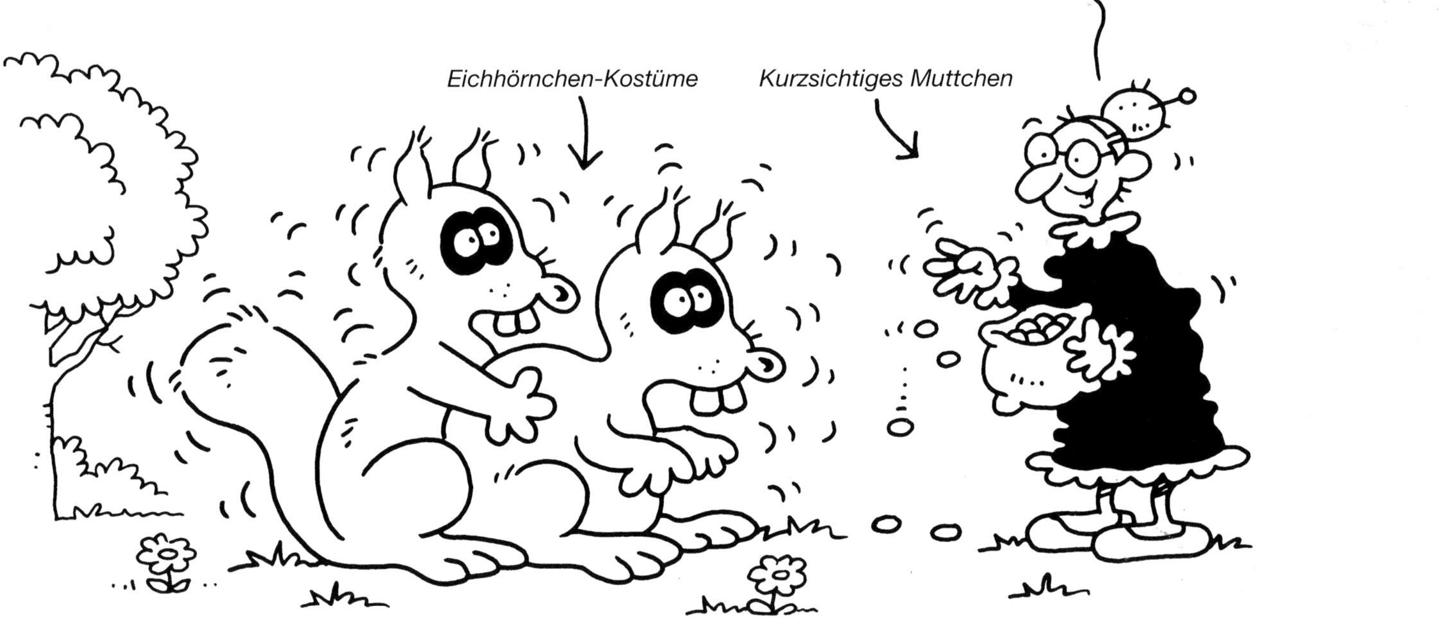
PUTT PUTT PUTT – KOMMT HER, IHR KUSCHELHÖRNCHEN MIT DEN WACKELSCHWÄNZCHEN! ES GIBT ERDNÜSSE!
Eichhörnchen-Kostüme
Kurzsichtiges Muttchen

Wahlweise können Sie sich vor dem Sex im Stadtpark auch am ganzen Körper mit weißer Kalkfarbe bestäuben oder mit Gips bestreichen, um sich im Ernstfall als Denkmal zu tarnen. Nicht vergessen: Gaaaaaaanz still stehen, wenn jemand kommt. (Ärgerlich ist es allerdings, wenn eine Gruppe von Kunststudenten sich vor Ihnen niederläßt, um Sie aus allen Winkeln und in allen Stellungen akt-, äh: abzuzeichnen. Oder wenn der Winter kommt.)

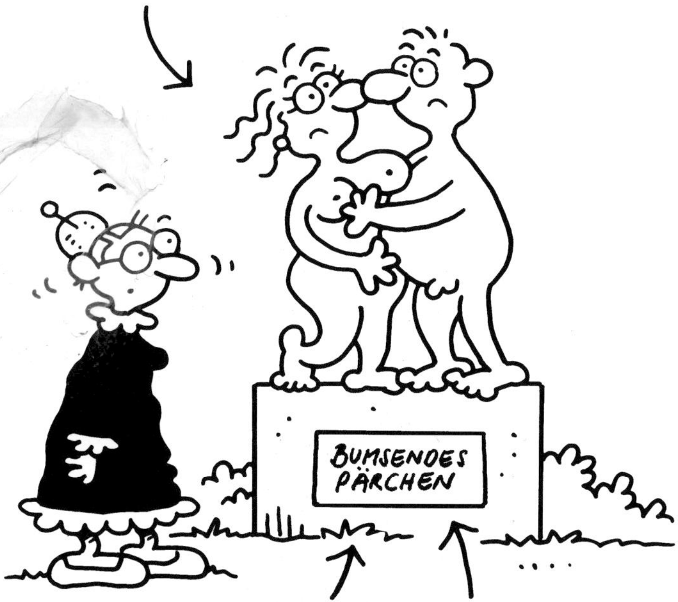

Tragbarer Denkmalssockel; drin sind die Klamotten, an die Sie jetzt soooo gerne drankämen ...

»Bumsendes Pärchen«

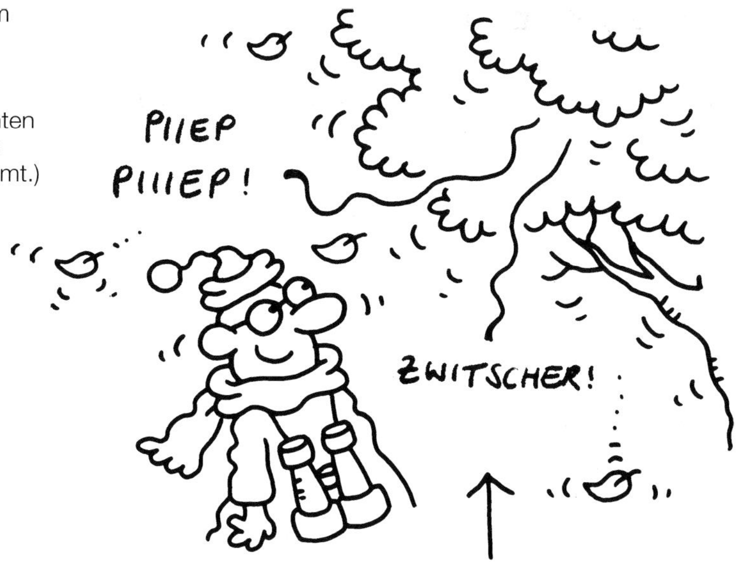

Schneller Sex im Stehen, an einen Baum gelehnt – das ist ein spezieller Kick. Die Nummer sollten Sie allerdings lieber im Wald durchziehen. Im Stadtpark ist es sicherer, *auf* den Baum zu klettern.

Sie sollten die gängigsten Vogelstimmen einüben, falls jemand durch die raschelnden Blätter aufmerksam wird. Beschränken Sie sich aber auf langweilige heimische Vögelarten – exotischere Varianten könnten neugierige Vögel- oder Vogelfreunde anlocken.

Sex am Strand?

Neben dem lästigen Sand in allen Körperöffnungen ist auch hier das größte Problem, wie man es vermeidet, zur Ferienunterhaltung sämtlicher Badegäste am schicksten Beach des Urlaubsorts zu werden.
Die empfohlene Lösung: Gehen Sie ins Wasser. Und damit Sie dort auch auf jeden Fall ganz alleine sind, legen Sie die geeigneten Kostüme an.

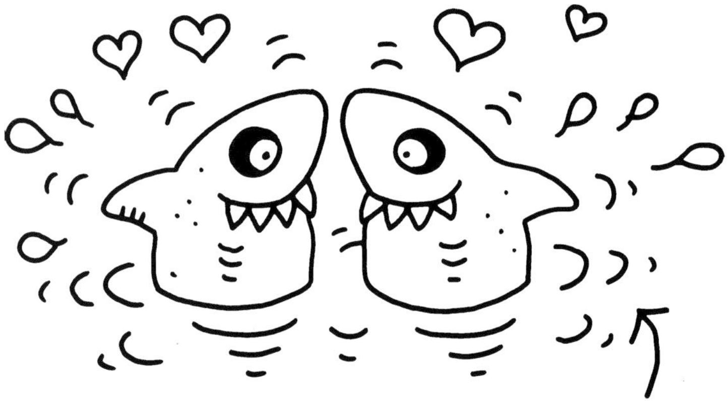

Diese schmucken Hai-Kostüme sichern Ihnen einen Privatpool von ca. 56 Quadratkilometern Größe zum hemmungslosen Herumfischeln – jedenfalls so lange, bis die Kostüme von der alarmierten Küstenwache zerschossen werden …

Sex in der Foto-Kabine

Die schönsten Familien(gründungs)erinnerungen hält man bekanntlich durch Fotos fest – so auch das wilde Kabinenabenteuer im Hauptbahnhof.
Tipp Nr. 1: Vorhang schließen
Tipp Nr. 2: Fotos mitnehmen (vor allem, wenn Sie der Bürgermeister oder sowas sind – und wenn niemand die Frau kennt, mit der Sie da auf den Fotos sind, weil Ihre ganz anders aussieht)

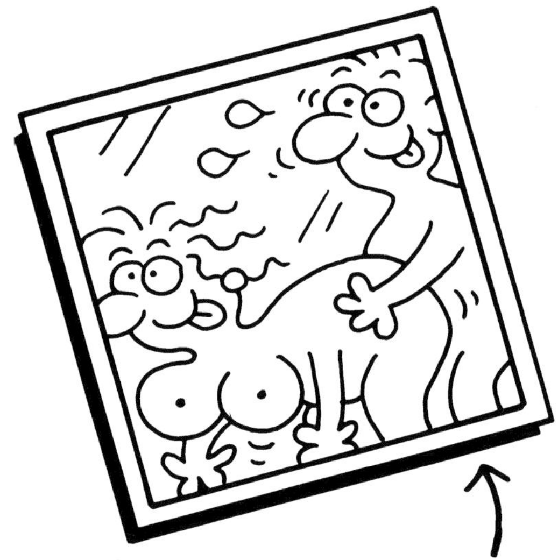

Hinweis: Wenn die Fotos in den Paß eingeklebt werden sollen, machen Sie beim Sex bitte den rechten Hoden frei.

Sex im Fahrstuhl

Eine verbreitete, in Filmen immer wieder aufreizend dargestellte Phantasie – der aber aus Angst vor Entdekkung bisher nur selten nachgegeben wurde.

Bisher! Jetzt gibt es schließlich das neue, aufblasbare Riesen-Monster-Alpha-Männchen, mit dem Sie die Lifttür blockieren und den Aufzug überfüllt erscheinen lassen können – um dahinter weiter Ihren schmutzigen Spielchen nachzugehen.

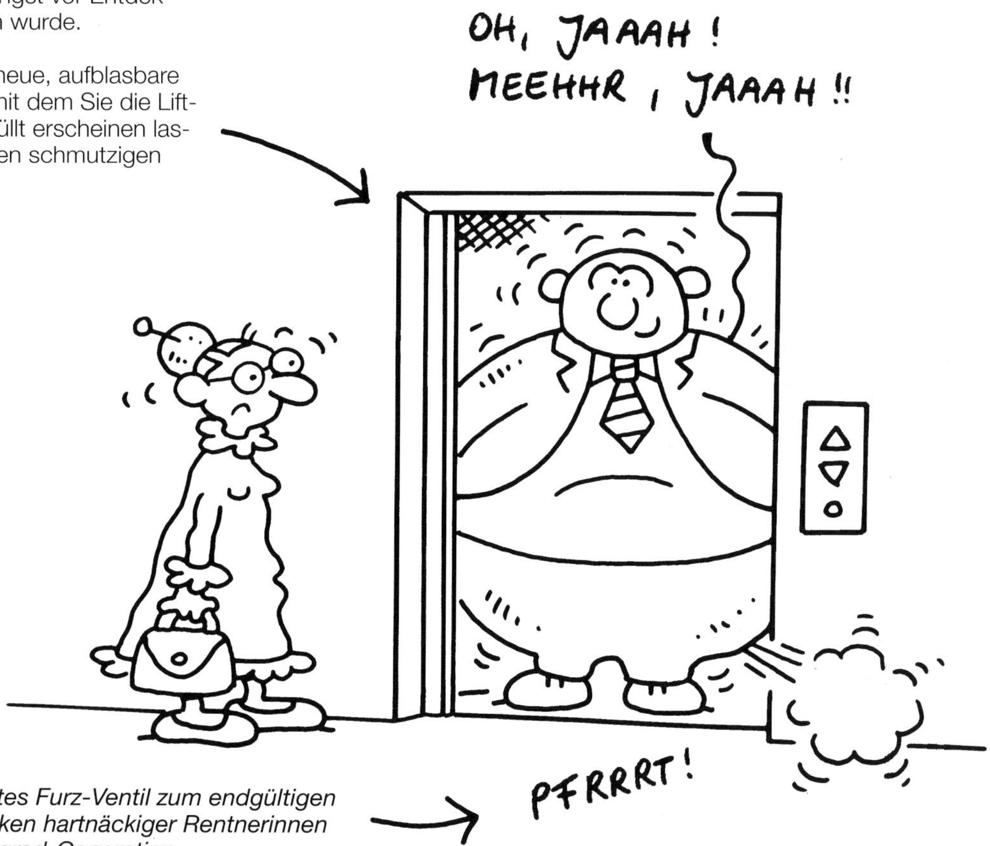

Eingebautes Furz-Ventil zum endgültigen Abschrecken hartnäckiger Rentnerinnen der Stalingrad-Generation.

Gemütlicher Sex in der Öffentlichkeit

Exhibitionismus bedeutet meist: Hastiger Sex an zugigen, ungemütlichen Plätzen. Aber so muß es nicht sein. Wer es auch in der Öffentlichkeit gemütlich haben möchte, geht am besten ins erste Bettenhaus am Platze. Da gibt's gute Matratzen, warme Decken und weiche Kissen.
Neugierigen Kunden spielen Sie mithilfe selbstgemalter Schilder entweder »Schaufensterpuppe« vor – oder sie machen selbstbewußt weiter und bezeichnen sich als Testpersonen in einem wissenschaftlichen Experiment.

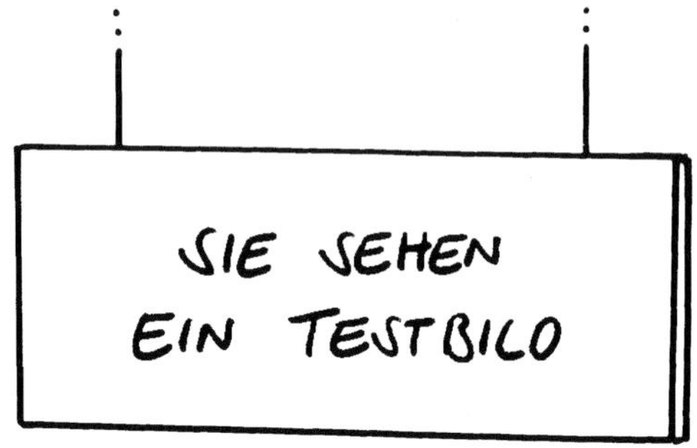

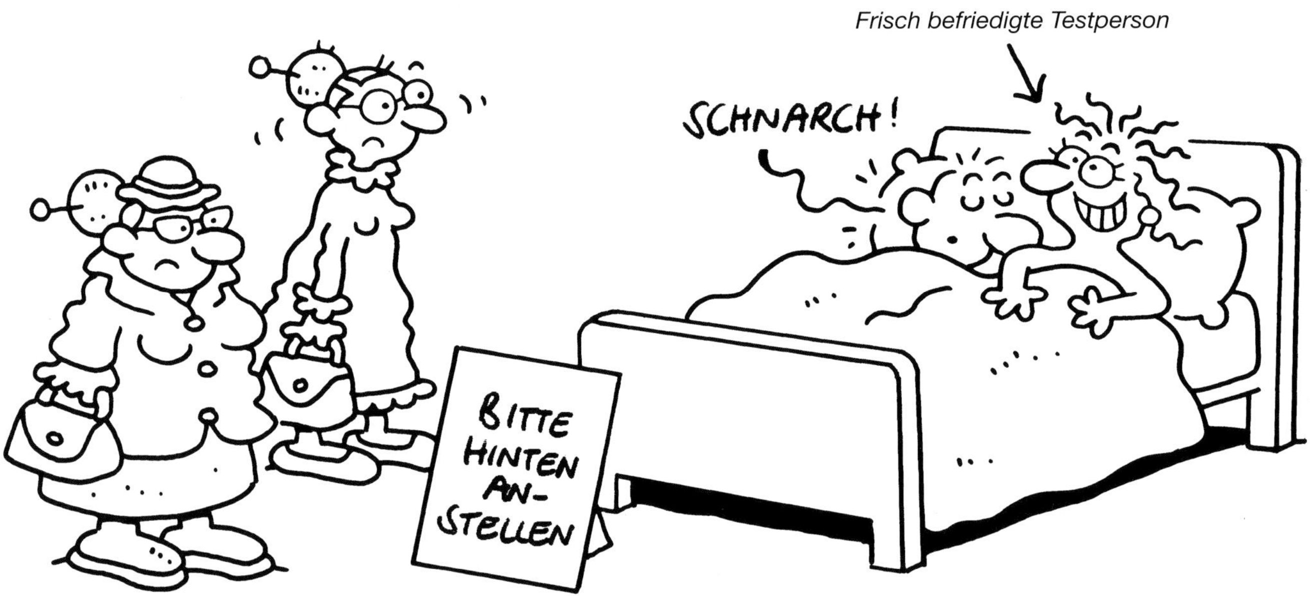

Sex im Restaurant

Das Problem ist hier vor allem die schwierige Erreichbarkeit des Weibchens bzw. Männchens unter dem Tisch. Hier ein paar Ideen:

Schuhe mit batteriebetriebener Vibrator-Zehenverlängerung

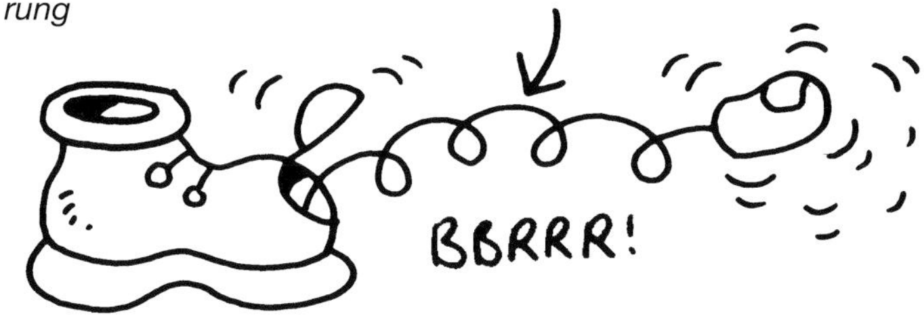

Aufblasbare Kopie Ihrer selbst. Unauffällig aufblasen, auf Ihren Sitz bugsieren, unter den Tisch gleiten – und sich um die Nachspeise für Ihr Weibchen kümmern.

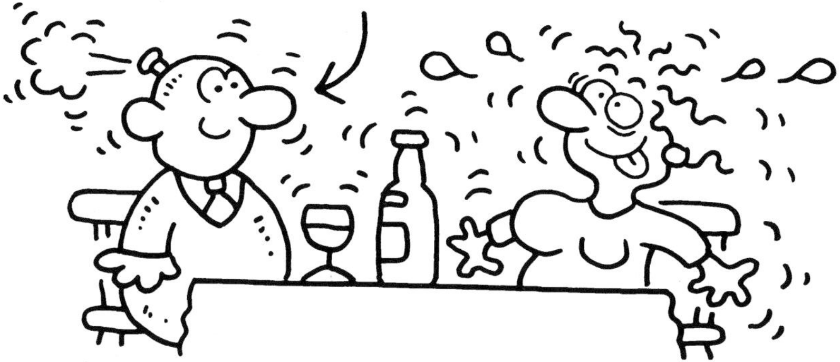

Sex in der Restaurant-Toilette

Suchen Sie sich das mondänste Restaurant in Ihrer Gegend, die haben die besten Toiletten-Paläste (Achtung: Die Weibchen-Abteilungen gelten als sauberer – aber das stimmt nicht immer!). Nehmen Sie folgende Utensilien mit:

Abwehr-Schild für die Haupteingangstür

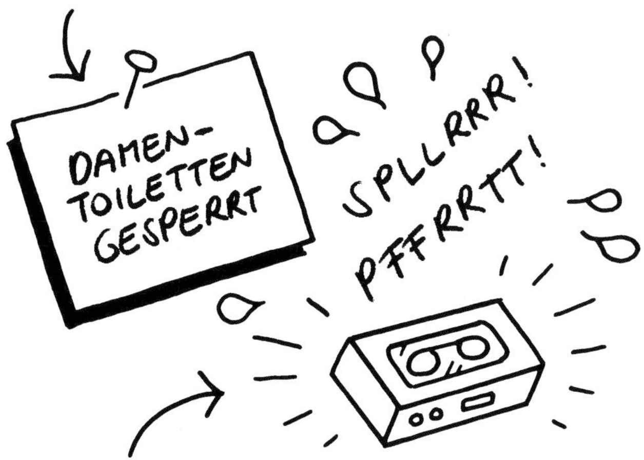

Für Notfälle: Kassettenrecorder mit heimischen Extrem-Brech-Durchfall-Geräuschen

Sex auf Rädern

Unter Hochgeschwindigkeitssex verstehen Männchen und Weibchen etwas unterschiedliches:
Die Männchen denken an die Adrenalin-Erotik von 280 km/h auf der Überholspur, während die Weibchen eher an den sekundenlangen Rein-Raus-Sex denken, mit dem sie daheim meist beglückt werden.

Da Sex in schnellen Autos wegen angeblicher Gefahren für den Verkehr (welchen auch immer) verboten ist, haben wir Ihnen einige Alternativen zusammengestellt, bei denen Sie nach dem Höhepunkt nicht mit einem Zettel am großen Zeh aufwachen und Ihr Gemächt in einer separaten Tüte in der Hand halten:

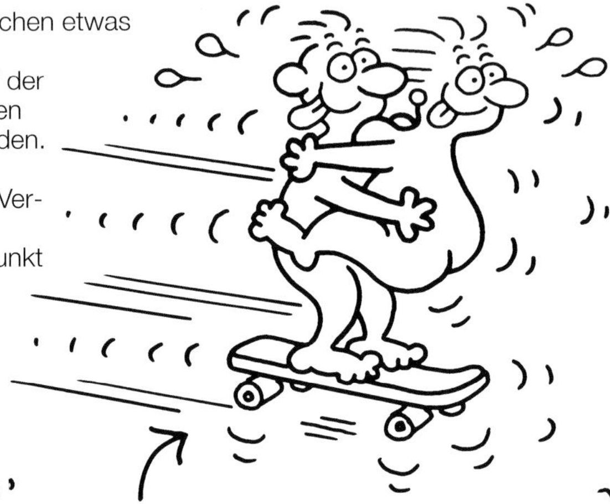

Skateboard-Sex

Rollerblade-Sex

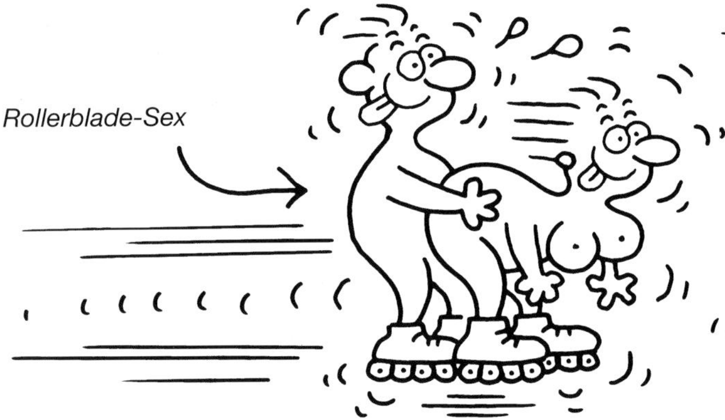

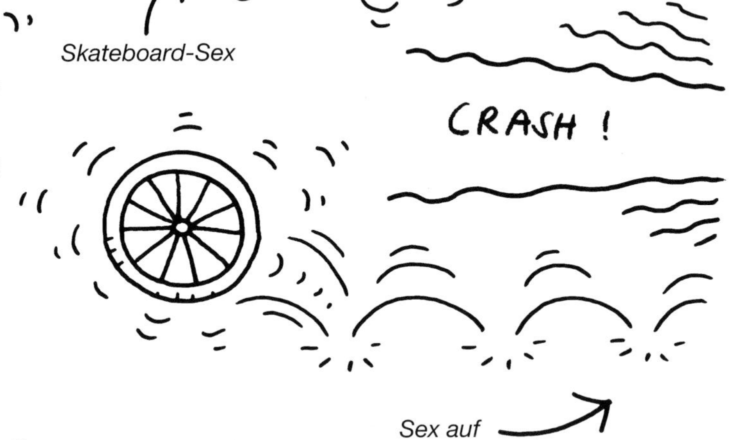

Sex auf (kaputtem) Fahrrad

Vorteil übrigens: Sie haben Ihr Fluchtfahrzeug stets dabei, falls Sie wegen Erregung öffentlichen Ärgernisses verhaftet werden sollen.

Sex in den Wolken

Die Mitgliedschaft im »Lusthansa-Miles-and-More-Club« (Voraussetzung: Mindestens 1 x Sex in der Bordtoilette gehabt) wird immer populärer. Aber sie bleibt ein teurer Spaß – und kann in der Regel nur während Dienst- oder Urlaubsreisen aktiv ausgeübt werden.

Preisgünstiger und umkomplizierter ist es, zum nächsten Rummelplatz zu gehen und im Aero-Karussell »Fliegender Holländer« für € 1.- pro Nümmerchen eine heiße Runde nach der anderen zu drehen.

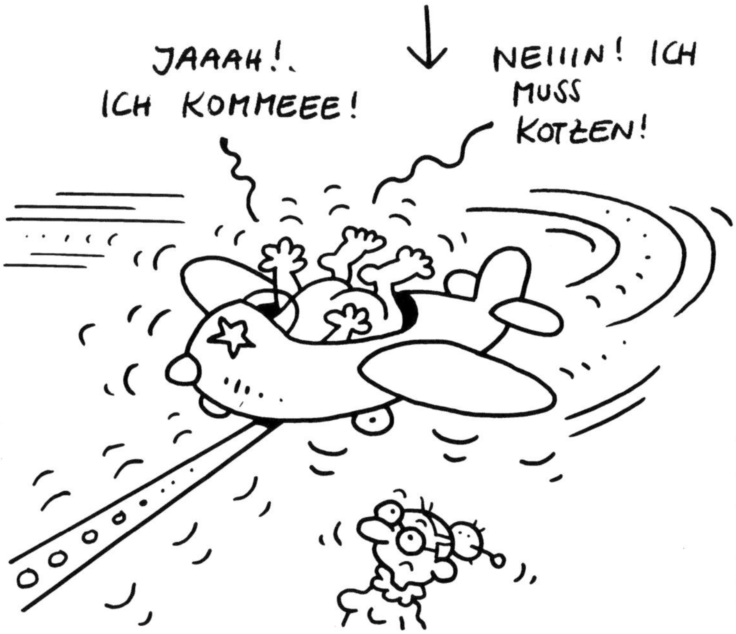

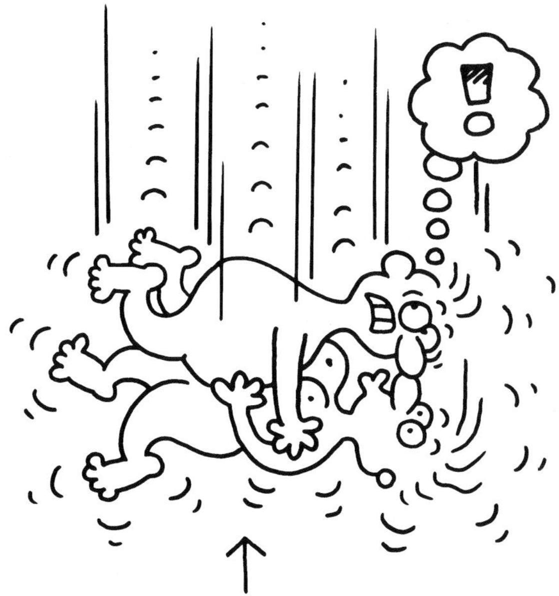

Sextremsportarten

Sex beim Bungee-Springen, Wildwasser-Fahren, Bergsteigen, Fallschirmspringen, Rennrodeln, Snowboarden oder Tiefseetauchen ist der letzte Kick, der Ihnen noch fehlte: Der doppelte Kalorienverbrauch und der doppelte Adrenalinausstoß machen Sie *forever gaga*.

Sie sollten allerdings bedenken, daß Ihnen, wenn Sie einander die Kleider vom Leib reißen, auch das eine oder andere nützliche Utensil verlorengehen könnte – Kleinigkeiten wie das Bungee-Seil, die Sauerstoffflasche, die Sicherungsleine, die Schwimmweste, der Sturzhelm, der Fallschirm …

Harry Popper und das Spiel mit dem Feuerkelch: Sex-Spiele für Fortgeschrittene

Nach dem Vorspiel kommen die Spiele. Selbst altbekannte, pubertäre Partyvergnügungen wie Flaschendrehen, Blindekuh und Strip-Poker können Ihrem Sexualleben ein wenig Schwung verleihen.

Nur einen Rat gebe ich Ihnen: Spielen Sie *niemals* Strip-Schach. Das ist der Liebestöter par excellence. Insbesondere Männchen vergessen vor lauter Ehrgeiz gerne, daß es ums Ausziehen und deshalb ums zügige Ziehen geht. So dauert es leicht 3-4 Stunden, bis Sie sich zur Unterwäsche vorgearbeitet haben …

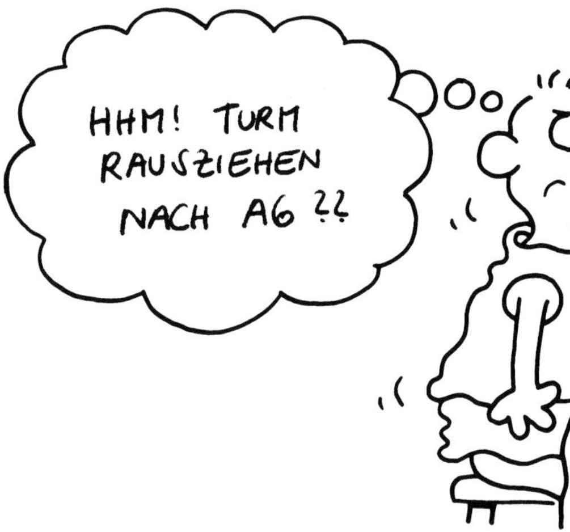
HHM! TURM RAUSZIEHEN NACH A6 ??

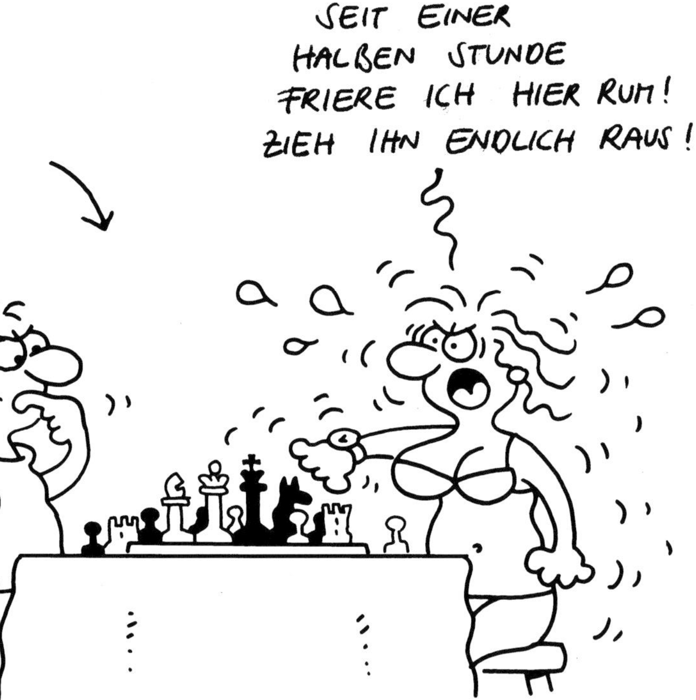
SEIT EINER HALBEN STUNDE FRIERE ICH HIER RUM! ZIEH IHN ENDLICH RAUS!

Verwirklichen Sie Ihre geheimsten Träume

Jeder hat seine bevorzugte Sex-Phantasie. Männchen träumen gern von Sex mit einer Stoppuhr; Weibchen von monatelangem Kuschelsex ohne Anfassen.
Hier ein paar weitere Lieblingsphantasien.

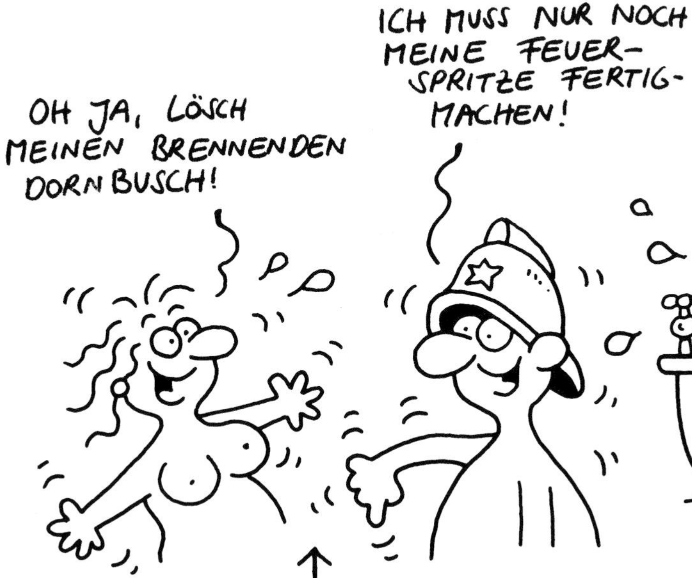

Heldenmütiges Feuerwehrmännchen holt willenloses Weibchen aus brennender Höhle

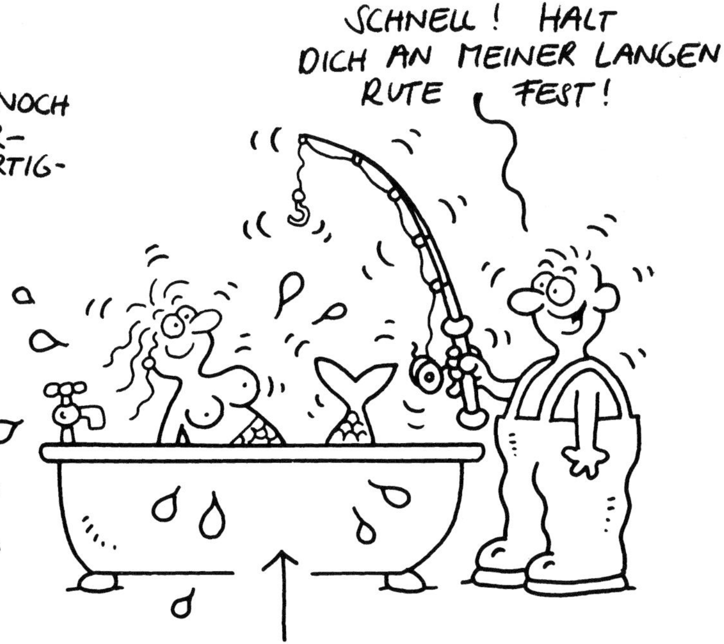

Mutiges Fischermännchen rettet feuchtes Meerjungfrauchen aus dollem Sturm in ollem Wasserglas

An der weissen Decke tapferer Heizlüfter für helikoptertypische Verwirbelungen am staubigen Boden

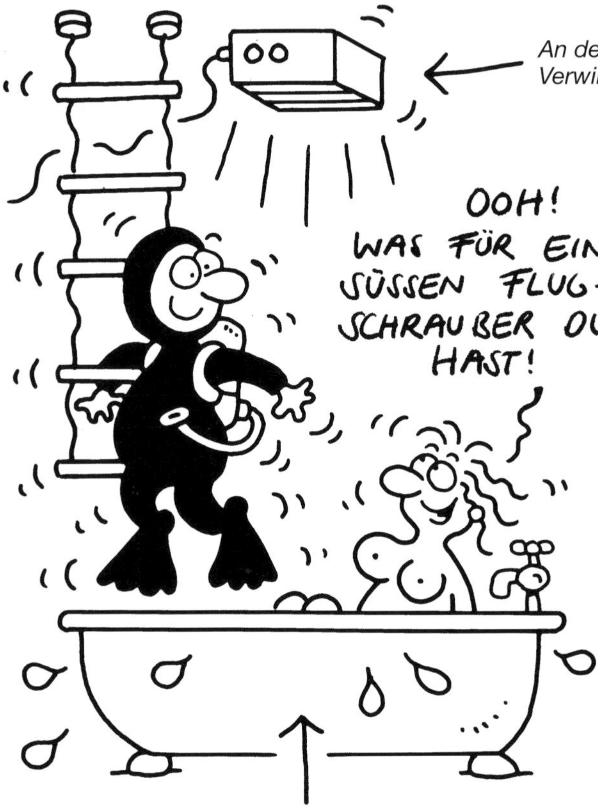
OOH! WAS FÜR EINEN SÜSSEN FLUG-SCHRAUBER DU HAST!

Furchtloses Luftrettungsmännchen sammelt verlorenes Weibchen auf hoher See ein. (Kommt besonders gut im Latexanzug)

Eifriges Bergwacht-Männchen rettet dummes Schafs-Weibchen von intelligentem Felsvorsprung

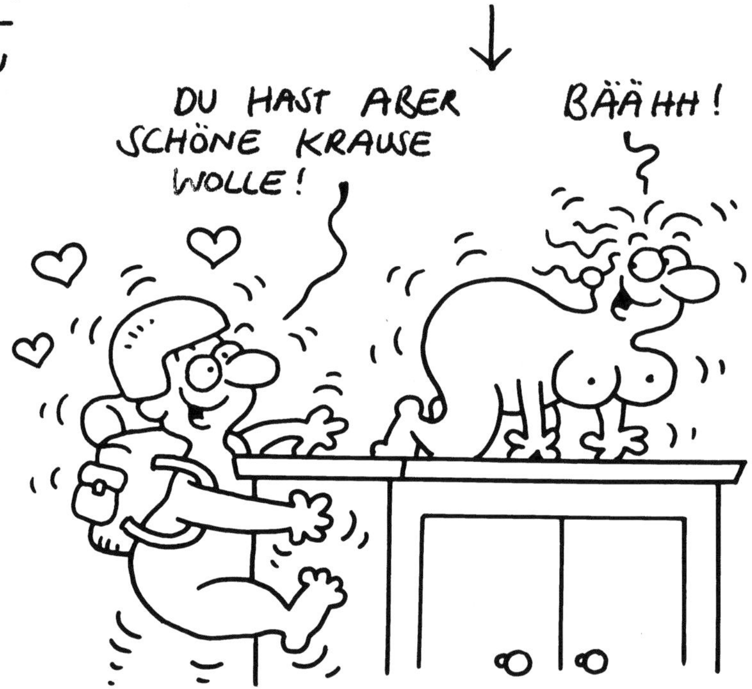
DU HAST ABER SCHÖNE KRAUSE WOLLE!
BÄÄHH!

Telefonsex

Langweilige Stunden am Büroschreibtisch kann man sich versüssen, indem man sein liebstes Weibchen (oder auch seine Frau) anruft und ihr so schmutzige Dinge ins Ohr flüstert, daß sie es kaum mehr erwarten kann, nach Hause zu kommen (und sich, wenn man es übertreibt, den erstbesten Kollegen greift).

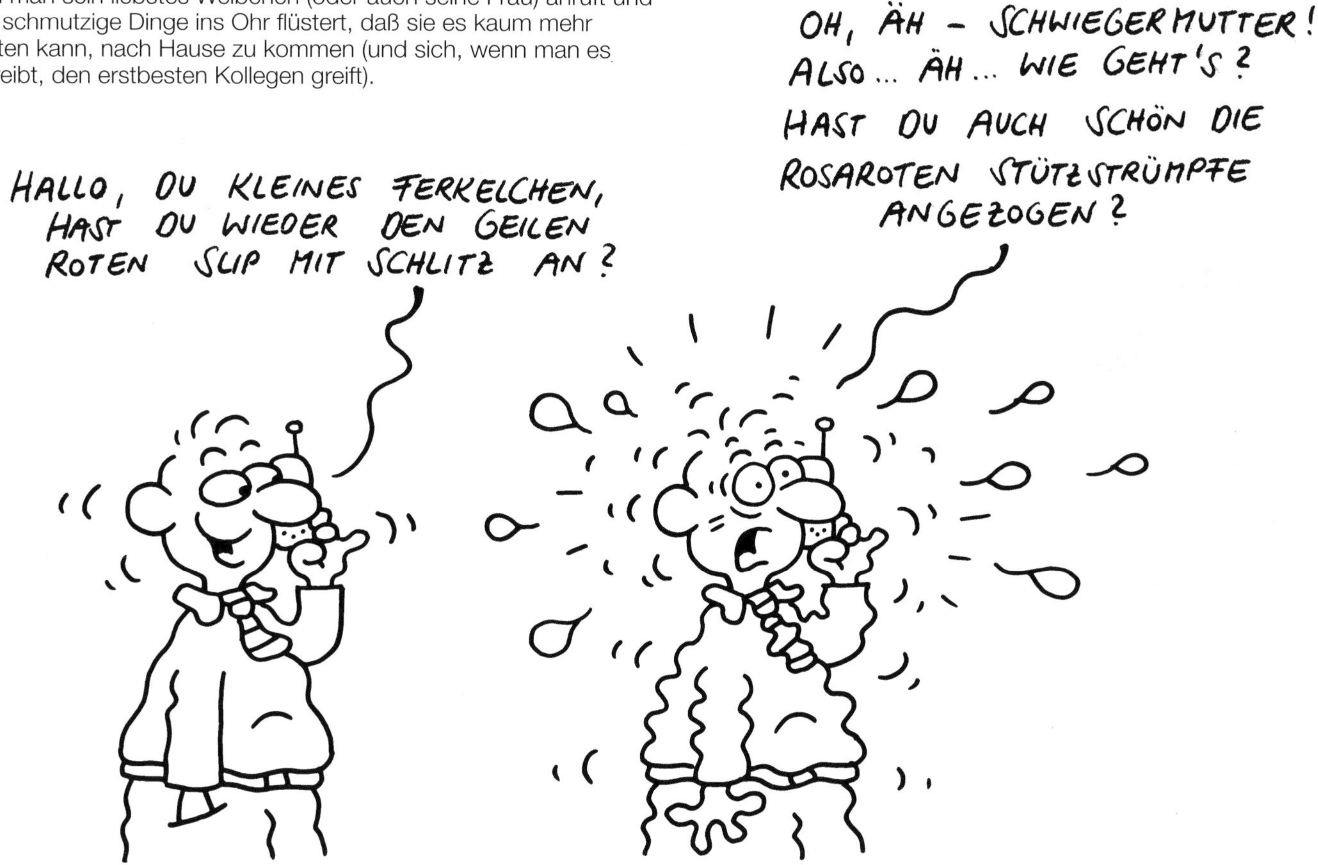
HALLO, DU KLEINES FERKELCHEN, HAST DU WIEDER DEN GEILEN ROTEN SLIP MIT SCHLITZ AN?
OH, ÄH – SCHWIEGERMUTTER! ALSO ... ÄH ... WIE GEHT'S? HAST DU AUCH SCHÖN DIE ROSAROTEN STÜTZSTRÜMPFE ANGEZOGEN?

Fremde Verführer

Bestellen Sie Ihr Ehemännchen / -weibchen in eine schummrige Rotlichtbar und tauchen sie dort in einer Verkleidung als verführerischer Fremder auf, der den Lieblingsphantasien Ihres Partners nachgebildet ist. Das ganze wird mit hoher Wahrscheinlichkeit in einem aufregenden One-Night-Stand enden, wenn Sie sich ein wenig Mühe geben (neue Klamotten, neues Parfum, neue Frisur, neue Manieren)

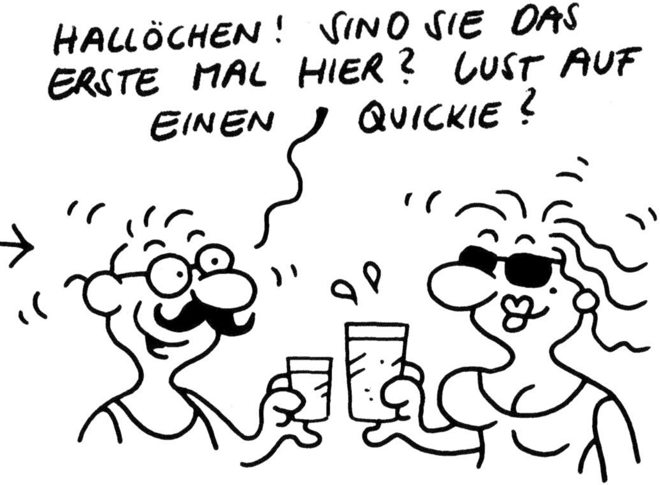
HALLÖCHEN! SIND SIE DAS ERSTE MAL HIER? LUST AUF EINEN QUICKIE?

Achtung: Wenn Sie nicht auf Swinger-Sex stehen, sollten sie ihre Verkleidung nicht allzu perfekt wählen – sonst kann es am Morgen im Frühstücksraum ein peinliches Erwachen am Vierertisch geben …

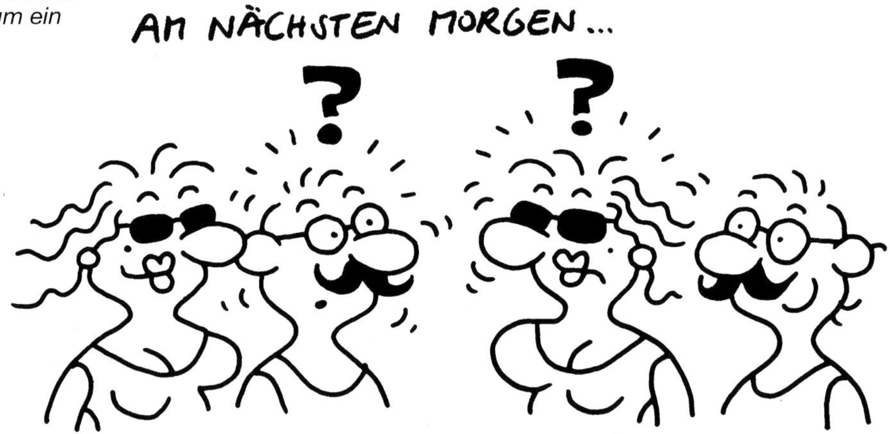
AM NÄCHSTEN MORGEN...
?
?

Eine reizvolle Variante des Fremde-Verführer-Spielchens: Das Weibchen schmeißt sich in seine nuttigsten Klamotten, schminkt sich grell, zieht den Minirock bis unter die Achselhöhlen hoch und wartet am Straßenrand, bis das Männchen sie anspricht, um über das Honorar zu verhandeln.

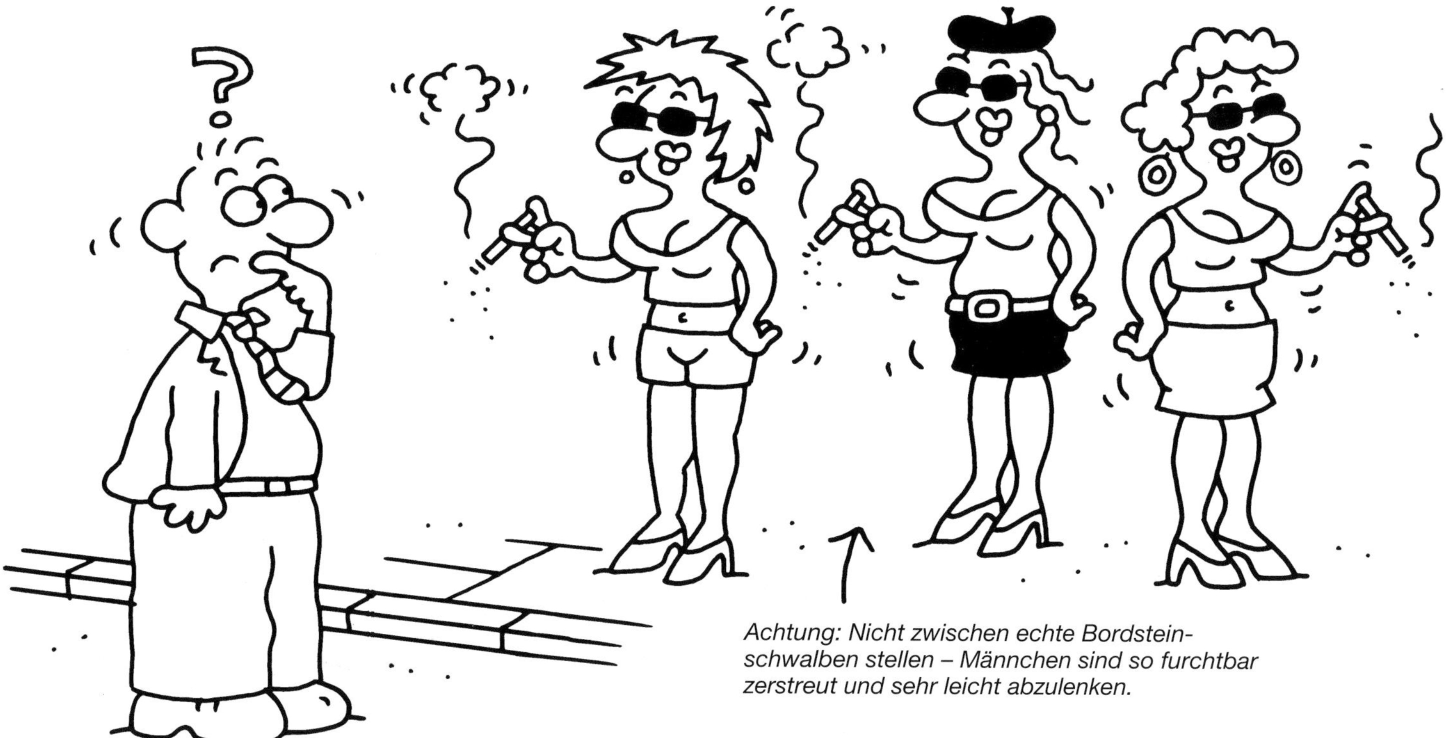

Achtung: Nicht zwischen echte Bordsteinschwalben stellen – Männchen sind so furchtbar zerstreut und sehr leicht abzulenken.

Drehen Sie Ihren eigenen Porno

Ein erotischer Aufreger, der für breite Bevölkerungskreise erschwinglich geworden ist, seit man in jedem Drogeriemarkt für € 50.- ein tragbares Spielfilmstudio kaufen kann.

Um eine authentische Porno-Atmosphäre zu erzeugen, beachten Sie folgende Hinweise:

1. Am Anfang einmal mit dem Küchenmesser über die Tonspur fahren
2. Alle Lampen bis auf eine 40-Watt-Birne ausschalten
3. Realistische Situationen und Dialoge erfinden, wie Sie sie jeden Tag erleben

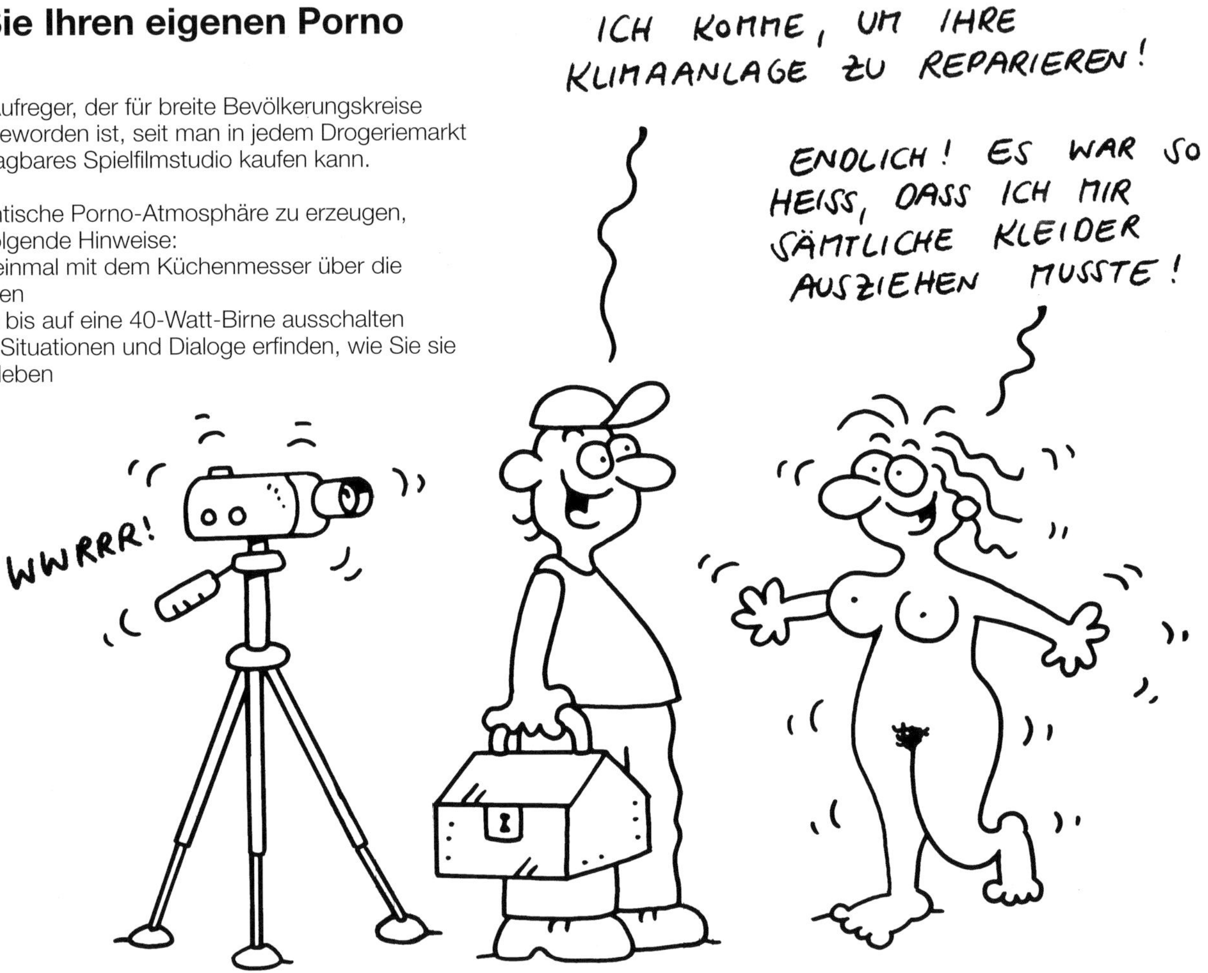

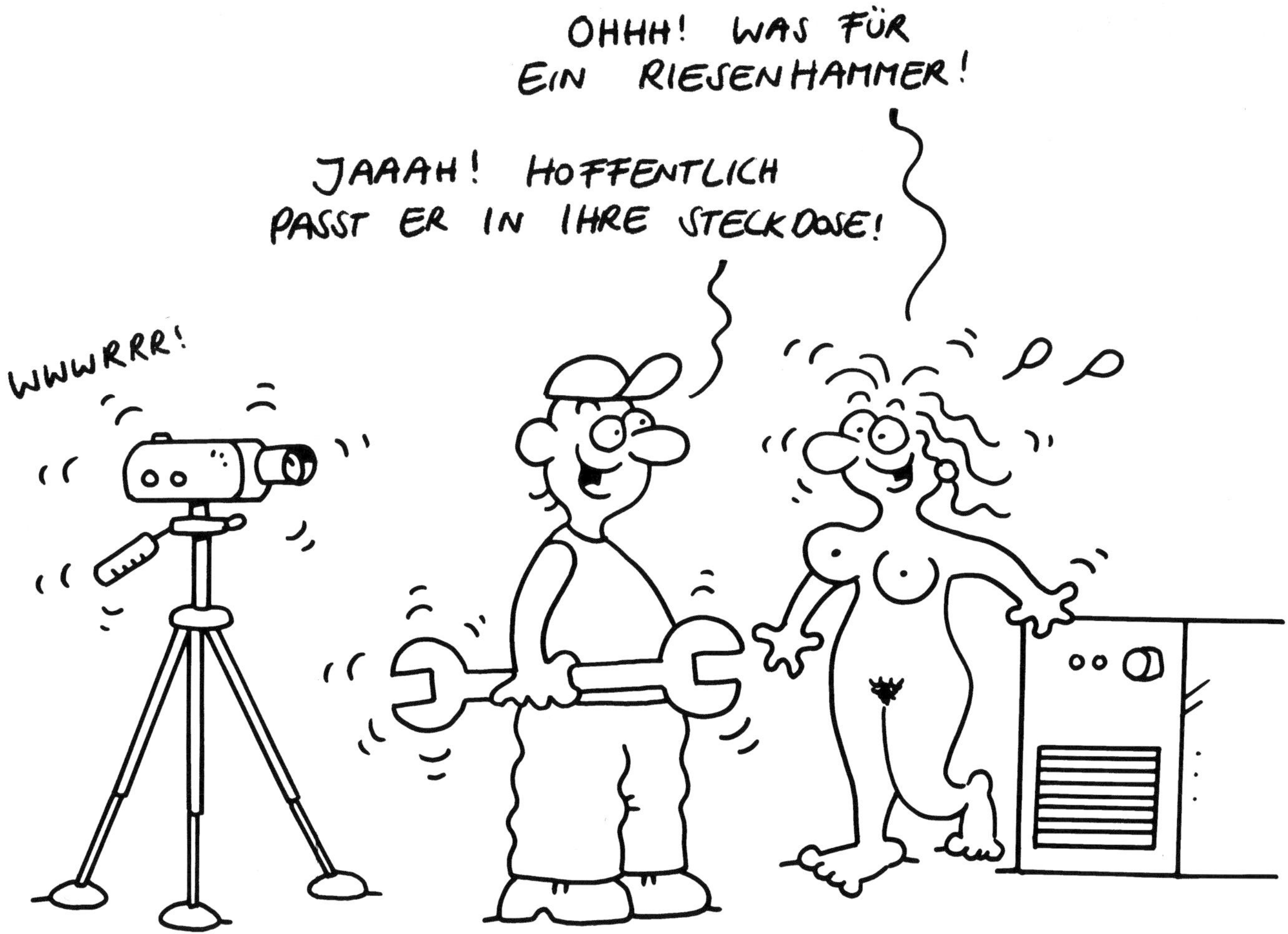
WWWRRR!
JAAAH! HOFFENTLICH PASST ER IN IHRE STECKDOSE!
OHHH! WAS FÜR EIN RIESENHAMMER!

Kein Grund zur Panik!

Der einzige Unterschied zwischen jüngeren und älteren Männern ist: 30jährige schlafen sofort nach dem Sex ein, 40jährige schlafen dabei ein und 50jährige davor ...

Aber kein Grund zur Panik: Mit Martin Baxendales unschätzbar wertvollen Ratschlägen werden Sie fortan frohgestimmt den Greisenjahren entgegenschreiten, mit jedem Tag runzeliger und altersschwächer, aber jederzeit bereit, die Wonnen der Lust bis ins hohe Alter zu genießen.

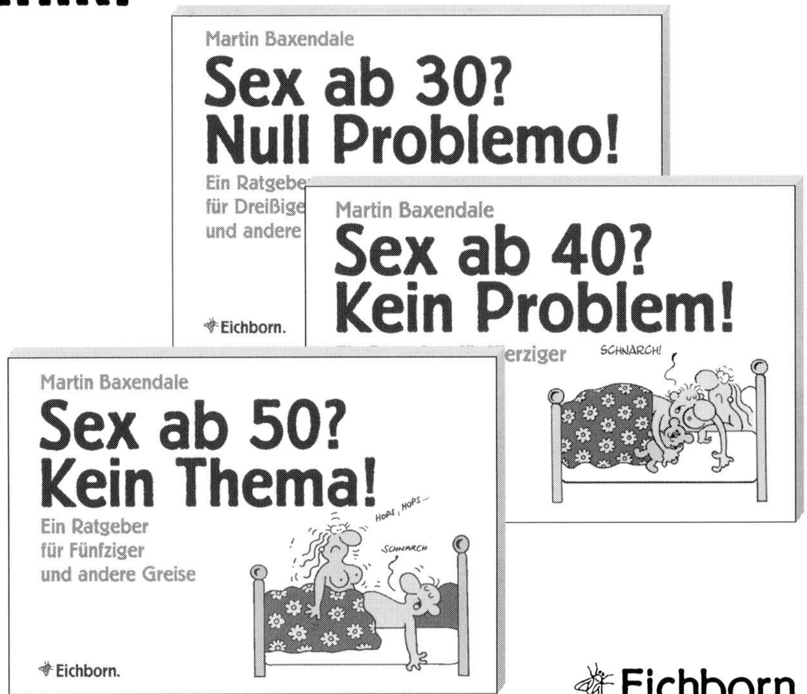

Sex ab 30?	Sex ab 40?	Sex ab 50?	Jeder Band
Null Problemo!	Kein Problem!	Kein Thema!	32 Seiten
ISBN 3-8218-2462-X	ISBN 3-8218-2546-4	ISBN 3-8218-2463-8	Broschiert
			€ 5,95 sFr 9,90

Eichborn.
Kaiserstraße 66
60329 Frankfurt
Telefon: 069/25 60 03-0
Fax: 069/25 60 03-30
www.eichborn.de

Wir schicken Ihnen gern ein Verlagsverzeichnis.